FORMULAIRE

CLINIQUE ET THÉRAPEUTIQUE

POUR LES

MALADIES DES ENFANTS

PAR LE

Dr ALBERT VEILLARD

Récompense de l'Académie de Médecine de Paris (1886),
Médaille d'honneur du Ministère de l'Intérieur (1889), pour travaux
relatifs à l'hygiène de l'enfance.

Quatrième édition

RENFERMANT LA TECHNIQUE DES INJECTIONS DE SÉRUM ANTIDIPHTÉRIQUE & LES

NOUVEAUTÉS THÉRAPEUTIQUES PARUES JUSQU'AU MOIS D'AOUT 1895

PARIS

LIBRAIRIE MÉDICALE O. BERTHIER

104, BOULEVARD SAINT-GERMAIN, 104

—

1895

Association amicale des médecins français pour l'indemnité en cas de maladie.

Un médecin de 30 ans qui verse 50 fr. par an, reçoit les deux premiers mois de maladie, six cents francs (10 fr. par jour). Si la maladie se prolonge, il reçoit 100 fr. par mois, même en cas de chronicité indéfinie.

Demander les statuts au secrétaire général de l'œuvre ; Dr JEANNE, à Meulan (Seine-et-Oise), ou au siège social, 23, rue de Dunkerque, Paris.

CAISSE DES PENSIONS DE RETRAITES du Corps médical français, fondée en 1884.

Siège social : 22, place Saint-Georges, Paris.

Un médecin de 30 ans qui verse une cotisation de cent-soixante-quatre francs, aura une pension de retraite d'un maximum de 1200 fr. à 60 ans.

La caisse a délivré les premières pensions en 1894.

Elle possède près de *cinq cent mille francs* de capital.

Ecrire pour recevoir les statuts au Dr DELEFOSSE, secrétaire général, 22, place Saint-Georges. Paris.

FORMULAIRE

CLINIQUE ET THÉRAPEUTIQUE

POUR LES

MALADIES DES ENFANTS

Association amicale des médecins français pour l'indemnité en cas de maladie.

Un médecin de 30 ans qui verse 50 fr. par an, reçoit les deux premiers mois de maladie, six cents francs (10 fr. par jour). Si la maladie se prolonge, il reçoit 100 fr. par mois, même en cas de chronicité indéfinie.

Demander les statuts au secrétaire général de l'œuvre : Dr JEANNE, à Meulan (Seine-et-Oise), ou au siège social, 23, rue de Dunkerque, Paris.

CAISSE DES PENSIONS DE RETRAITES du Corps médical français, fondée en 1884.

Siège social : 22, place Saint-Georges, Paris.

Un médecin de 30 ans qui verse une cotisation de cent-soixante-quatre francs, aura une pension de retraite d'un maximum de 1200 fr. à 60 ans.

La caisse a délivré les premières pensions en 1894.

Elle possède près de *cinq cent mille francs* de capital.

Ecrire pour recevoir les statuts au Dr DELEFOSSE, secrétaire général, 22, place Saint-Georges. Paris.

FORMULAIRE

CLINIQUE ET THÉRAPEUTIQUE

MALADIES DES ENFANTS

A MONSIEUR

Le Professeur DAMASCHINO,

Membre de l'Académie de Médecine,

Professeur à la Faculté de Médecine de Paris,

Médecin de l'hôpital Laënnec.

Hommage respectueux de son élève.

PRÉFACE

Ainsi que je l'écrivais dans la première édition, ce livre est moins un formulaire *spécial* pour les maladies des enfants, qu'un formulaire élémentaire et pratique où sont exposés les éléments de la thérapeutique et de l'art de formuler.

Appliquer la pharmacopée française à la thérapeutique des maladies des enfants, tel a été le plan de cet ouvrage ; en ce faisant j'ai cru rendre service à l'étudiant qui débute dans l'étude de la pharmacologie ; il voit ainsi l'utilité pratique de toutes ces formules au premier abord si arides.

Persuadé que les médicaments inscrits au Codex sont suffisants dans la généralité des cas, j'ai été très réservé dans l'exposé des médicaments nouveaux ; ceux-ci ne sont bien souvent que des spécialités déguisées, rarement supérieures aux médicaments usuels. Aussi ai-je fait parmi tous les médicaments nouveaux une sélection sévère et n'ai-je admis que ceux qui ont les plus grandes chances de rester dans la pratique.

J'ai évité également de donner telles quelles des formules tirées des ouvrages étrangers ; j'ai modifié celles que je croyais utiles de manière à les adapter à la pharmacopée française. Il ne faut pas oublier en effet que des préparations portant le même nom en France et à l'étranger, ont quelquefois une composition et un dosage différents ; le pharmacien devant toujours donner les préparations officinales du Codex, à moins d'indications particulières du médecin, on comprend que ces formules peuvent être une cause d'accidents, par suite de malentendus dans le dosage.

Les formules doivent être très simples ; le bon sens clinique s'oppose à la polypharmacie qui n'est d'aucune utilité.

Telles sont les idées qui m'ont guidé dans la rédaction de ce formulaire ; plusieurs éditions successives de ce modeste ouvrage m'ont encouragé à persévérer dans cette voie.

SUPPLÉMENT

DE LA

QUATRIÈME ÉDITION

HYGIÈNE ALIMENTAIRE

Emploi du lait stérilisé dans l'alimentation du nouveau-né.
Stérilisation pratique du lait.

Au nombre des innovations heureuses dues aux travaux de Pasteur, on doit compter la stérilisation du lait. Dans les éditions précédentes, j'insistais sur la nécessité de donner au jeune enfant du lait très frais ou bouilli, exempt de germes nuisibles. La diarrhée cholériforme, la tuberculose, la fièvre typhoïde, la scarlatine, la diphtérie même, peuvent être contractées par l'absorption d'un lait contenant les microbes pathogènes de ces affections; trouver un procédé facile et pratique, à la portée de toutes les mères, était urgent, alors que l'origine de ces maladies devenait évidente.

On commença par pasteuriser industriellement le lait ; c'était un progrès sur l'ébullition. Mais il y avait encore bien des chances d'altération du lait entre le moment où le liquide est livré par le marchand en gros et celui où il est absorbé par l'enfant. C'est alors que MM. Budin et Chavane firent paraître leurs observations si concluantes sur la stérilisation du lait.

Ébullition, pasteurisation, stérilisation, étudions ces différents procédés.

L'ébullition à l'air libre suffit pour détruire la plupart des germes; le lait bouilli peut être pris sans inconvénient par l'adulte, mais non par le nouveau-né. Celui-ci, jusqu'à l'âge de trois ou quatre mois, paraît digérer difficilement le lait bouilli qui n'est pas rapidement peptonisé. Les laits pasteurisés ou stérilisés sont préférables, à cause de leur meilleure digestibilité.

La pasteurisation, fondée sur le principe établi par Pasteur pour la conservation des bières et des vins, se réduit aux deux opérations suivantes : d'abord on fait passer très vite le lait à la température de 70 à 75°, puis on le ramène immédiatement à 10 ou à 12° centigrades. On parvient à ce résultat à l'aide d'appareils composés de deux réservoirs concentriques. L'intérieur renferme le lait, l'extérieur est parcouru par un courant de vapeur. Lorsque le lait s'est élevé à la température voulue, il s'écoule dans un refroidisseur à eau courante.

Ce procédé porte le nom de système du professeur Fyord.

Le lait pasteurisé, placé dans des récipients stérilisés et hermétiquement fermés, se conserve facilement et peut voyager même dans les grandes chaleurs de l'été; mais, arrivé à destination, il est transvasé dans de nouveaux récipients, plus ou moins propres, et souvent modifié par les coupages avec des liquides renfermant des microbes pathogènes.

C'est pourquoi *la stérilisation*, qui est à la portée de toutes les nourrices, est aujourd'hui préférée. Elle consiste à chauffer le lait au bain-marie jusqu'à 100 ou 110 degrés, et à boucher immédiatement après les vases qui le renferment. Dans l'industrie on peut chauffer le lait jusqu'à 110 ou 120° par le moyen de la vapeur d'eau sous pression. Pour plus de facilité, on emplit de petits flacons dont chacun renferme le contenu d'un repas, pour les nourrissons auxquels ce lait est destiné.

Mais on préfère, en général, les appareils plus simples qui peuvent permettre de préparer chaque jour, dans les familles, la quantité de lait qui doit être consommé dans la journée. Ces appareils rendent la stérilisation du lait simple, bon marché, facile à contrôler. C'est là, véritablement, la stérilisation *pratique* du lait pour les nouveau-nés. J'engage tous les médecins, qui ont à diriger une alimentation artificielle ou à surveiller des circonscriptions de nourrissons, à la répandre dans le public; c'est actuellement le meilleur moyen que nous ayons pour atténuer les effets désastreux de l'élevage au biberon.

L'appareil est constitué par un bain-marie fermé dans lequel plonge un porte-bouteilles. Les bouteilles, d'une contenance de 200 grammes, ne doivent être remplies qu'aux deux tiers environ, soit 130 à 150 grammes, quantité moyenne pour une tétée d'un enfant de 5 mois. On place sur leur goulot un petit disque en caoutchouc de 4 millimètres d'épaisseur, de la dimension exacte de l'ouverture en entonnoir de la bouteille. Pour éviter le déplacement de ce disque pendant que la vapeur et l'air s'échappent, on coiffe la bouteille, surmontée de son disque, d'un petit cylindre en métal armé de trois griffes, qui doit se placer sans frottement. L'appareil est maintenu à l'ébullition pendant quarante minutes.

La hauteur de l'eau du bain-marie ne doit pas dépasser la moitié de la bouteille, qui plonge ainsi partie dans l'eau bouillante, partie dans la vapeur. Le temps pendant lequel on prolonge l'ébullition permet au lait d'équilibrer sa température avec celle de l'eau.

Dès que les bouteilles sont retirées de l'eau, la vapeur dégagée par le lait, qui s'est substituée à l'air contenu dans le tiers supérieur du flacon, se condense par refroidissement, et la pression atmosphérique fixe le disque de caoutchouc sur la bouteille en le déprimant à son centre.

La bouteille est soigneusement évidée sur son bord, le goulot est en entonnoir. Le disque est d'autant plus fortement appliqué que l'air est mieux chassé, le vide mieux fait. Cette dépression du disque en caoutchouc rouge est une garantie que l'air n'entre pas dans la bouteille après en avoir été chassé par l'ébullition.

Telle est la fermeture de l'appareil Soxhlet ; on a modifié cette fermeture de différentes façons ; nous signalerons celle de l'appareil Gentile usité dans le service de M. Budin.

Le lait stérilisé conserve tous ses caractères organoleptiques et il est difficile, en goûtant comparativement le lait cru qui a servi à le préparer et le lait qui vient d'être stérilisé, de les distinguer l'un de l'autre.

Tous ces appareils sont d'une extrême simplicité et peu couteux, quand on songe au but à atteindre : éviter la plupart des maladies aux nourrissons, les sauver de la mort par athrepsie ou cholérine.

Il y a donc, en résumé, deux choses importantes dans la stérilisation du lait : 1° l'opération de la stérilisation en elle-même ; 2° le maintien de cette stérilisation, auquel on ne peut arriver que par un système de bouchage parfait.

Cette stérilisation ne doit viser que la provision de la journée. Elle sera divisée en un petit nombre de bouteilles correspondant à celui des repas de l'enfant. Jamais on ne devra se servir d'une bouteille débouchée ou déjà entamée.

Ce lait est administré, pur et sans coupage, quel que soit l'âge de l'enfant. Pour le faire boire aux enfants, on adapte au goulot de la bouteille un petit appareil appelé galactophore, en sorte qu'on le fait passer directement de la bouteille stérilisée dans le tube digestif de l'enfant.

Voici un modèle d'appareil stérilisateur; les lecteurs peuvent voir comment est construit l'appareil, et comment on empêche l'air de pénétrer dans la bouteille aussitôt que le vide par refroidissement se fait à l'intérieur.

M^{on} J. HARAN, 12, Rue Lacépède. PARIS

Les stérilisateurs des liquides alimentaires. Lait, Bouillon, Eau, Fermeture automatique par pression atmosphérique avec isolateur, breveté s. g. d. g. Alimentation des nouveau-nés. régime lacté.

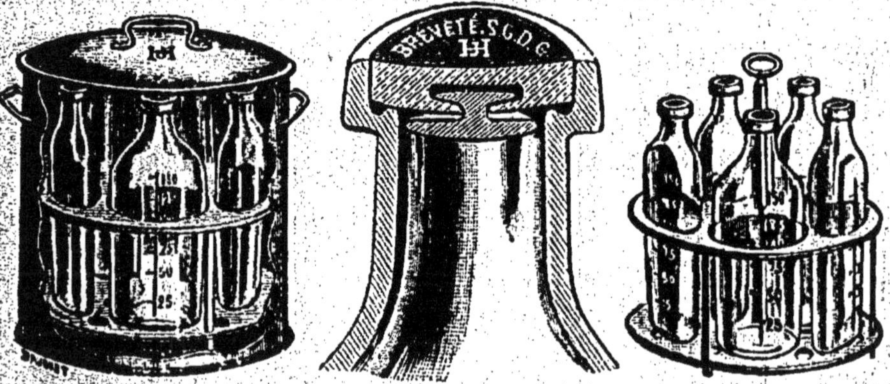

Appareil complet n° 1 de 5 flacons gradués contenance 75 à 150 gr. 7 50
— n° 2 de 10 — — — — — .... 11 »»

Du sérum antidiphtérique.

Les travaux de Pasteur et de ses élèves en France, de Koch, Behring, Kitasato, à l'étranger, pour ne citer que les noms les plus connus, ont amené une modification thérapeutique considérable dans le traitement des maladies infectieuses par l'emploi des sérums.

Si la tuberculine de Koch n'a pas donné, jusqu'à présent, les résultats merveilleux trop hâtivement annoncés, par contre le sérum antidiphtérique paraît être entré définitivement dans la pratique. Comme tout médecin peut être appelé à l'utiliser, j'entrerai ici dans les détails de son emploi, tel qu'il a été indiqué par l'institut Pasteur.

Le Sérum antidiphtérique est du Sérum de sang de cheval immunisé contre la diphtérie. Il conserve ses propriétés si on le maintient dans un endroit dont la température est peu élevée, et à l'abri de la lumière, sans sortir le flacon de l'étui qui le renferme; au-dessus de 50° le Sérum devient inactif; on a assuré sa conservation en y ajoutant une très petite quantité de camphre.

Action préventive. — Employé à la dose de 5 cent. cubes, le Sérum donne une immunité passagère contre la diphtérie; cette immunité dure 4 à 6 semaines; on peut donc faire des injections préventives aux personnes exposées à la contagion. Le pouvoir préventif du Sérum livré par l'Institut Pasteur est au moins de 50,000, c'est-à-dire qu'il suffit d'injecter à un cobaye une quantité de ce Sérum égale à 1/50,000ᵉ de son poids pour qu'il puisse supporter, sans être malade, une dose de culture virulente ou de toxine capable de faire périr les cobayes témoins, en moins de 30 heures. Cette activité correspond environ à celle d'un Sérum de 100 à 200 unités immunisantes de M. Ehrlich.

Action thérapeutique. — Injecté en quantité suffisante, le Sérum antidiphtérique guérit la maladie déclarée, si toutefois elle n'est pas arrivée à une période trop avancée. La dose à employer varie suivant l'âge du malade, le moment de l'intervention, l'intensité de la maladie; 5 à 10 centimètres cubes suffisent pour les diphtéries bénignes prises au début; 15 à 20 centimètres cubes sont nécessaires si la maladie est sévère ou si elle date de plusieurs jours. Il faut, exceptionnellement, jusqu'à 30 centimètres cubes et même au delà dans les cas très graves, notamment dans ceux où l'on est obligé de pratiquer la trachéotomie. Il est donc impossible de fixer la quantité de Sérum qui guérit un cas de diphtérie. Le médecin devra se guider sur la marche de la température et du pouls, ainsi que sur l'état général du malade. Aussi longtemps que la température rectale n'est pas tombée au-dessous de 38°, on ne peut considérer la maladie comme terminée. En général, les fausses membranes se détachent dans les 24 heures qui suivent l'injection du Sérum, si la dose injectée est suffisante.

Lorsqu'un enfant présente du tirage, on pourra souvent éviter la trachéotomie en lui injectant une première fois 15 à 20 centimètres cubes de Sérum, et en pratiquant douze heures après une nouvelle injection de 10 à 20 centimètres cubes si l'amélioration n'est pas suffisante.

Il est préférable d'injecter, dès le début, une dose de Sérum un peu forte et capable d'arrêter la maladie, plutôt que de faire, à plusieurs reprises, des injections de doses faibles.

Chez les tout petits enfants, au-dessous d'un an, en règle générale on injectera autant de centimètres cubes de Sérum que l'enfant compte de mois. Il n'est pas nécessaire, à moins d'une gravité exceptionnelle de l'affection, de dépasser 15 à 20 centimètres cubes pour la première injection chez les adultes; car si leur poids est plus considérable que celui des enfants, ils résistent beaucoup mieux à la maladie et par suite n'ont besoin que d'une aide moins puissante. Il faut injecter aux malades la quantité utile de Sérum, mais ne pas réitérer les injections sans nécessité.

Injections. — On doit faire les injections dans le tissu cellulaire sous-cutané, au niveau du flanc, en prenant toutes les précautions antiseptiques nécessaires. On lave d'abord la région avec de l'eau phéniquée à 2 %, ou avec un soluté de sublimé au millième; on doit, au moment même de pratiquer l'injection, stériliser la seringue et la canule, en les plongeant dans l'eau froide que l'on porte ensuite à l'ébullition pendant un quart d'heure. On recouvrira avec du coton antiseptique l'endroit où la piqûre a été faite. L'introduction du Sérum sous la peau est très peu douloureuse et le liquide est résorbé en quelques instants.

Avant d'injecter le Sérum, il est nécessaire de s'assurer qu'il est resté limpide; un très léger précipité rassemblé au fond du flacon n'indique pas une altération.

Le diagnostic bactériologique de la diphtérie devra toujours être fait, puisque c'est le seul moyen de connaître, d'une manière certaine, si le cas est justiciable du traitement par le Sérum et d'être fixé sur les mesures de désinfection à prescrire; mais comme le traitement sérothérapique est d'autant plus efficace qu'il est institué plus tôt, il ne faudrait pas, sous prétexte d'attendre le résultat du diagnostic bactériologique, retarder l'injection de Sérum, surtout si le cas se présente comme sérieux et avec élévation notable de température. On sait, en effet, que le Sérum injecté en temps utile prévient l'empoisonnement diphtérique, mais qu'il est impuissant contre l'empoisonnement accompli qui se traduit par la paralysie, l'irrégularité de la respiration et du pouls. Lorsque ces symptômes se manifesteront, malgré l'injection du Sérum, c'est qu'alors on sera intervenu trop tard ou que la dose administrée aura été trop faible.

Inconvénients du Sérum. — A la suite des injections du Sérum antidiphtérique, on observe fréquemment une éruption d'urticaire qui apparaît le plus souvent dans les huit jours qui suivent le commencement du traitement. Cette éruption peut être accompagnée d'une légère élévation de température ; elle disparaît sans causer de malaise notable. Plus rarement on voit survenir des éruptions mal définies (érythèmes polymorphes) avec mouvement fébrile. Exceptionnellement on observe des gonflements articulaires douloureux qui accompagnent l'éruption et, dans ce cas, l'état fébrile pourra se prolonger plusieurs jours. Les adultes sont peut-être plus sujets que les enfants à ces manifestations érythémateuses fébriles. Tous ces accidents sont très passagers et n'ont jamais présenté de gravité sérieuse.

Médicaments nouveaux, pouvant être utilisés dans les maladies de l'enfance.

Antipyrine, dans la diarrhée. — M. Saint-Philippe insiste sur les avantages de l'antipyrine dans le traitement de la diarrhée des nourrissons. Elle peut remplacer avantageusement l'acide lactique. On la prescrit à la dose de 0,50 centigr. pour 100 grammes de véhicule, cinq à six cuillerées à café par jour. (*Séance du 23 avril 1895 de l'Académie de médecine de Paris*).

Benzonaphtol. — Insoluble dans l'eau, peu soluble dans l'alcool. — Antiseptique intestinal en même temps que diurétique, aussi efficace que le bétol et le naphtol. A l'avantage sur le naphtol d'être dépourvu de saveur et d'action irritante, et sur le bétol d'être diurétique. Chez l'adulte : 4 gr. par jour et plus ; enfant de 12 ans, 1 gr. 50 à 2 gr. ; enfant de 5 à 6 ans, 0,50 à 1 gr.

Bétol. — Salicylate de naphtol. Même emploi et mêmes doses que le précédent.

Bromoforme. — Liquide incolore peu soluble dans l'eau, un peu plus soluble dans l'alcool. Ce médicament m'a toujours donné de bons résultats dans la coqueluche. — V à XV gouttes par jour, suivant la fréquence des quintes.

Carbonate de gaïacol. — Corps cristallisé, remplace la créosote et le gaïacol.

Diurétine (Mélange de salicylate de soude et de théobromine). — Soluble dans l'eau, ce diurétique détermine dans la néphrite parenchymateuse un lavage permanent du rein sans aucune irritation. La dose pour un enfant de douze ans est de 2 grammes en 24 heures.

Gaïacol. — Substance active de la créosote employée avec succès par Fraentzel dans le traitement de la phtisie (Même dose que la créosote, voir pages 281 et 532). Injections hypodermiques à 10 p. 100, injection de 2 c.c. et demi par jour dans la coqueluche. Quelques gouttes, en badigeonnage sur la poitrine, abaissent de 2 ou 3 degrés la température chez les phtisiques. Etre très prudent dans l'emploi de cette substance chez les enfants.

Glycérophosphates de soude, chaux et potasse. — Présenté à l'Académie de médecine par Albert

Robin. Tonique et reconstituant du système nerveux (0,20 à 0,40 cg. par jour).

SOLUTÉ DE GLYCÉROPHOSPHATE DE CHAUX

Glycérophosphate de chaux . .   10 grammes.
Acide citrique   1   —
Chloroforme   2   —
Eau distillée . . . .   Un litre.
Deux cuillerées par jour.

Hypnal ou Chloral-antipyrine. — Peu soluble dans l'eau, plus soluble dans l'eau alcoolisée. Hypnotique et analgésique, calmant plus énergique que le chloral dont il possède les propriétés sans en avoir la saveur désagréable. S'ordonne de 1 à 4 gr. par fraction d'un gramme chez l'adulte, demi-dose pour les enfants.

Salol (Combinaison de l'acide salicylique et du phénol). — S'emploie dans la diarrhée infantile, deux prises de 0,20 par jour.

Sulfonal. — Est employé contre l'insomnie, l'asthme. (Chez l'adulte, 1 à 2 grammes dans un cachet ou délayé dans un peu d'eau, par fraction de 0,50 ; chez un enfant de 10 ans, moitié de ces doses).

Tétronal et Trional. — Congénère du sulfonal. Excellents calmants et hypnotiques dont l'action somnifère est plus puissante et plus prompte que celle du sulfonal. Mêmes doses que le sulfonal.

INTRODUCTION

On divise généralement la vie humaine en quatre périodes : l'enfance, l'adolescence, l'âge adulte et la vieillesse.

Bien que ces divisions soient arbitraires et plus ou moins défectueuses, que le passage d'une période à une autre soit le plus souvent insensible et variable suivant les individus, il est cependant utile de les conserver, car elles permettent d'émettre certains principes généraux qui trouvent leur application en hygiène et en thérapeutique.

Depuis le moment de la conception jusqu'à l'âge adulte, l'être humain s'accroît, se développe ; et ses organes, à mesure qu'ils acquièrent plus de volume et de force, sont aussi susceptibles de supporter une médication de plus en plus énergique ; de là une différence de dosage et de mode d'administration des agents thérapeutiques qui exige une étude spéciale. De 20 à 65 ans on peut toujours donner les médicaments à doses à peu près les mêmes ; mais depuis la naissance jusqu'à la fin de la première période de l'adolescence, les doses doivent varier d'année en année, ou tout au moins par période de quelques années ; il existe sans doute des différences individuelles assez sensibles, et le médecin sera souvent surpris de voir tel enfant supporter un médicament actif à forte dose, tandis qu'un autre du même âge, en apparence dans les mêmes conditions physiologiques, ne pourra tolérer que des doses moitié moindres. Nous voyons tous les jours d'ailleurs les mêmes particularités exister chez l'adulte ; aussi je donnerai dans cet ouvrage les doses moyennes que le praticien pourra augmenter ou diminuer suivant la susceptibilité de son malade.

Dans les premières années de la vie le développement du corps est si rapide, que l'on se trouve obligé, si l'on veut établir des doses moyennes, de partager l'enfance et l'adolescence en un certain nombre de périodes secondaires, qui elles-mêmes peuvent se subdiviser.

Divisions de la vie humaine depuis la naissance jusqu'à l'âge adulte.

L'enfance et l'adolescence peuvent être divisées chacune en deux périodes :

1re Enfance. De la naissance à 2 ans.

2e Enfance. De 2 à 7 ans.

1re Adolescence. De 7 à 12 ou 15 ans.

2e Adolescence ou puberté. De 12, 15 à 20 ou 24 ans.

Le passage d'une période à une autre se manisfeste quelquefois par une crise passagère; c'est ainsi que le sevrage, la seconde dentition, la puberté peuvent donner lieu à des maladies ou indispositions d'un caractère spécial; mais très souvent la transition se fait d'une façon insensible et le corps arrive à son entier développement sans secousse et sans temps d'arrêt au moment de ces modifications de l'organisme.

Première enfance. — La loi Roussel pour la protection des enfants placés en nourrice désigne également sous le nom d'enfants du premier âge tous les nourrissons de la naissance à deux ans. L'hygiène joue à cet âge un rôle considérable, et dans la plupart des affections infantiles, le médecin devra se contenter de modifier le régime, l'habillement, le couchage de l'enfant et s'abstenir de médications énergiques toujours plus nuisibles qu'utiles.

La première enfance peut se subdiviser en trois périodes :

1° Enfants nés avant terme.

2° Enfants à terme, jusqu'à l'âge de 6 ou 8 mois.

3° Enfants de 6 mois au sevrage complet qui ne doit avoir lieu que de dix-huit mois à deux ans.

Ces divisions se justifient, au point de vue hygiénique, par les considérations suivantes :

1° L'enfant né avant terme a surtout besoin de chaleur.

2° L'enfant jusqu'à l'âge de 5 à 6 mois doit être nourri exclusivement au lait.

3° La base de l'alimentation de l'enfant jusqu'à 2 ans doit être le lait.

D'ordinaire il n'y a aucune dent, pendant les deux premières périodes; l'évolution de la première dentition et le sevrage progressif se font dans la troisième.

Deuxième enfance. — Celle-ci a pour caractères distinctifs la présence des premières dents et l'apparition des maladies dites infantiles (rougeole, varicelle, coqueluche, diphthérie, etc.). A. Paulier.

L'époque à laquelle surviennent les dents définitives est variable; cependant les dents de lait commencent généralement à tomber chez les enfants de 5 à 7 ans; et l'on devra veiller avec soin à ce que la sortie des nouvelles dents ne soit pas entravée par les premières.

Première adolescence (de 7 à 15 ans). — Caractérisée par la deuxième dentition. C'est alors que se manifeste aussi le développement rapide du corps, du système nerveux et des facultés intellectuelles (Lacassagne). Ce n'est qu'à cette époque que l'on pourra commencer utilement l'instruction des enfants; jusque-là on devra les laisser jouer, courir, jaser la plus grande partie du temps; il en est, à mon avis, de l'instruction prématurée comme du sevrage avant le moment opportun; les aliments non appropriés aux organes de l'enfant fatiguent son estomac sans grand profit pour le développement régulier du corps, et le travail intellectuel précoco amène très vite de la lassitude cérébrale. Les petits prodiges sont en général facilement dépassés par des enfants prétendus en retard, et l'on constate des progrès d'autant plus marqués que l'instruction n'a pas été entreprise trop tôt.

Puberté (12, 15 à 20 ans). — Caractérisée chez l'homme par l'apparition des spermatozoïdes dans la liqueur séminale, la croissance des poils et le développement du larynx; chez la femme, par l'augmentation du volume des seins et l'établissement de la menstruation.

Le droit français fixe l'âge de la puberté à quatorze ans pour les garçons et douze ans pour les filles, et la nubilité ou aptitude au mariage à dix-huit ans pour l'homme et quinze ans pour la femme. Mais l'homme et la femme, à dix-huit et quinze ans, ne sont pas encore parvenus à l'âge adulte; leur développement n'est pas terminé.

L'accroissement des organes convenables à la reproduction d'enfants bien constitués n'est complet chez l'homme qu'à l'âge de vingt-quatre à vingt-six ans dans les contrées plus au nord que le centre de la France, et d'un à trois ans plus tôt dans le midi; chez la femme il n'est complet que de dix-huit à vingt-deux ans, le plus ordinairement à vingt ans (Robin).

Ainsi, on ne peut pas fixer de limite exacte pour chaque période, et, depuis la sortie de la première dent jusqu'à l'âge adulte, il existe de grandes différences individuelles; il en est de même d'ailleurs pour l'âge de retour et la vieillesse. Le médecin ne doit donc jamais perdre de vue qu'il faut modifier les formules thérapeutiques non seulement suivant l'âge et la maladie, mais aussi suivant le développement du sujet et la susceptibilité aux médicaments particulière à chaque malade.

Dans le traitement des maladies des jeunes enfants, on emploiera le moins de drogues possible. On est étonné de voir avec quelle rapidité disparaissent spontanément des troubles physiologiques qui avaient donné lieu aux symptômes les plus alarmants. Aussi le médecin qui s'occupe de thérapeutique infantile doit-il rechercher, avant d'instituer une médication, si l'enfant se trouve dans les conditions hygiéniques qui permettent le fonctionnement régulier de tous les organes. L'alimentation trop forte et non proportionnée au pouvoir digestif est assurément une des causes les plus fréquentes des maladies de l'enfance; la mort des enfants du premier âge n'est due bien souvent qu'à l'allaitement naturel ou artificiel mal dirigé et au sevrage précoce.

Comment l'enfant est-il nourri? Telle doit être une des premières questions du médecin appelé près d'un enfant malade. Aussi, bien que l'hygiène proprement dite sorte du cadre de ce travail, je crois devoir rappeler quelques règles dont la connaissance est indispensable à toutes les personnes qui s'occupent des maladies de l'enfance.

Le développement complet de tout ce qui concerne l'hygiène des enfants (coucher, promenades, soins de propreté, etc.) m'entraînerait beaucoup trop loin et je renvoie pour cette étude aux traités spéciaux; je ne veux rappeler brièvement que ce qui concerne le régime alimentaire.

HYGIÈNE ALIMENTAIRE

DES ENFANTS

DU PREMIER AGE

—

HYGIÈNE ALIMENTAIRE

DES ENFANTS

DU PREMIER AGE

CHAPITRE Ier

DES DIVERS MODES D'ALIMENTATION DES ENFANTS DU PREMIER AGE

I. — Enfants nés avant terme.

Quand l'enfant est né avant terme, le médecin doit le faire placer dans une chambre à température chaude et constante. M. le professeur Tarnier a préconisé l'emploi de couveuses artificielles; en même temps l'enfant est gavé à l'aide d'une sonde molle en caoutchouc n° 14; toutes les heures on introduit ainsi dans l'estomac 8 à 10 grammes de lait.

La couveuse artificielle pourra rendre de grands services dans les maternités, ainsi que le tube avec entonnoir employé par M. le professeur Tarnier. Mais le médecin de campagne qui n'a pas sous la main l'outillage dont peut disposer le médecin de la ville

pourra sinon remplacer, au moins suppléer en partie
au manque de couveuse, par l'emploi de bouteilles
d'eau chaude, de lainage ou flanelle dont on entourera
le bébé.

M. le docteur Saint-Philippe a récemment attiré l'attention sur l'emploi d'un procédé qui, bien que déjà
connu, n'est pas assez souvent utilisé : c'est l'allaitement par le nez, qui rendra aussi des services dans le
cas de bec-de-lièvre, de brûlure du pharynx, de
muguet, etc.

Voici ce procédé des plus simples : l'enfant est tenu
horizontalement sur les bras; une personne fait cou-
ler le lait de la nourrice dans une cuiller à café, et le
lait est versé alternativement dans l'une et l'autre
narine.

II. — Enfants à terme jusqu'à l'âge de 6 mois.

Du lait, rien que du lait; tel doit être l'unique
aliment de l'enfant jusqu'à l'âge de six mois. Malheureusement il arrive trop souvent que les parents ou
les nourrices désireux de voir l'enfant se développer
rapidement, et ne comprenant pas que le lait est alors
l'aliment par excellence donnent une nourriture trop
substantielle; celle-ci, loin de produire l'effet désiré,
agit comme un véritable corps étranger qui irrite l'intestin et entraîne plus ou moins rapidement l'apparition
d'une gastro-entérite bientôt suivie d'athrepsie.

La mortalité considérable des enfants nouveau-nés est due en majeure partie à l'allaitement mal entendu et l'alimentation prématurée. Il suffira pour s'en convaincre de jeter les yeux sur le tableau suivant publié par Bouchut dans son livre sur l'hygiène de la première enfance.

« Pour les enfants nourris au sein, la mortalité est de 10 pour 100 dans la première année; elle est de 20 pour 100 chez les enfants envoyés en nourrice loin des parents; elle est de 50 pour 100 chez les enfants nourris au biberon, et enfin, les tableaux officiels indiquent qu'elle est de 55 pour 100 pour les enfants trouvés. Chez ces derniers même, on dit que sur 1,000 enfants il n'y en a guère plus de 250 qui atteignent l'âge de douze ans. »

De tous temps les médecins se sont élevés contre l'abus d'une alimentation prématurée; il suffira pour s'en convaincre de lire les passages suivants de l'œuvre d'Ambroise Paré :

« Galien veut que les enfans soient seulement nourris de laict, tant que l'on connoistra la nourrice en avoir suffisamment pour fournir de nourriture à l'enfant à mesure qu'il croistra. Il y a des enfants qui ne veulent prendre de bouillie de deux ou trois mois et plus; et se contentent de laict, et où on leur en veut bailler, la rejettent.

« La bouillie est bonne aux petits enfans, à cause qu'ils ont besoin d'une nourriture humide, de grosseur conforme au laict, non trop de forte digestion, lesquelles conditions sont trouvées en la bouillie, pourveu que la farine de froment ne soit cruë; laquelle on doit mettre dans un pot de terre neuf, et le mettre dans un four, et qu'il y demeure tant que le pain met à cuire, afin qu'elle ne soit tant visqueuse et grossière, et aussi que le laict ne cuise pas longuement, parce qu'il faut que pour donner cuisson à la farine, le laict cuise semblablement longtemps en quoy il perd sa bonté, parce que le cuisant beaucoup sa substance aqueuse se consomme par le feu et engendre gros sang comme il se fait par la bouillie, lors que la farine n'est cuite auparavant. »

J'étudierai successivement :

1° L'allaitement par la mère.

2° L'allaitement par une nourrice sur lieu ou une nourrice des campagnes.

3° L'allaitement au pis d'un animal.

4° L'allaitement artificiel au biberon ou au petit pot.

5° L'allaitement mixte.

Je passerai ces différents modes d'allaitement très rapidement en revue, et je renvoie pour de plus longs détails aux livres spéciaux.

Je développerai principalement les points qui peuvent présenter quelques difficultés dans la pratique.

CHAPITRE II

ALLAITEMENT MATERNEL

Le médecin doit engager la mère à allaiter son enfant, toutes les fois qu'une maladie constitutionnelle sérieuse ne s'y oppose pas. Il y a avantage, et pour la mère qui se remettra plus vite des suites de couches, et pour l'enfant qui recevra une nourriture éminemment favorable. Si la mère est ordinairement bien portante, n'est pas scrofuleuse ou tuberculeuse, elle devra donc nourrir. Si l'enfant est né d'une mère syphilitique, deux cas peuvent se présenter ; ou bien la mère n'a que des accidents légers ou même ne révèle aucun symptôme de son état constitutionnel, et alors l'enfant doit être nourri par sa mère ; ou bien celle-ci est profondément débilitée par une syphilis rebelle au traitement ; dans ce dernier cas on se servira du biberon. Alors même que sur l'enfant on ne verrait aucune trace de vérole, que la mère n'aurait jamais eu de manifestations syphilitiques, on devra s'abstenir de donner l'enfant à une nourrice, si le père a présenté des accidents secondaires peu de temps avant la conception ou l'accouchement.

La femme qui a l'intention de nourrir, devra, dans

les derniers mois de sa grossesse, lotionner le bout de ses seins avec de l'eau-de-vie ordinaire ou de la teinture de benjoin ; si les mamelons sont peu saillants, on pratiquera quelques succions soit directement soit à l'aide d'une téterelle.

Il est inutile de donner à l'enfant, quelque instants après sa naissance, *de l'eau sucrée* tiède ou de l'eau de fleurs d'oranger qui n'a d'autre effet que de lui causer des coliques. Il est préférable de le mettre au sein quelques heures seulement après l'accouchement ; on prévient ainsi l'engorgement de la glande mammaire et le nouveau-né retire le colostrum, matière contenue dans le premier lait qui facilitera la sortie du méconium.

Si la montée du lait n'arrive pas trente-six à quarante heures après l'accouchement, on fera bien de donner à l'enfant quelques cuillerées d'eau sucrée additionnée d'un quart de lait de vache.

L'enfant nouveau-né perd de son poids pendant les deux jours qui suivent la naissance. Cette perte de poids est due à l'évacuation du méconium et des urines, au dessèchement et à la chute du cordon, ainsi qu'à l'exhalation pulmonaire et cutanée ; elle varie forcément suivant que les enfants ont évacué leur méconium et leur urine pendant ou après l'accouchement ; le genre de nourriture influe beaucoup aussi sur les résultats du pesage, les enfants nourris au biberon ou allaités par une nourrice mercenaire absorbant beaucoup plus de lait les premiers jours que ceux mis au sein de leur mère. Dès le troisième jour l'augmentation de poids se produit, et du quatrième au neuvième jour l'enfant pèse autant qu'au moment de la naissance. Ribemont a constaté que les enfants auxquels on faisait une ligature tardive du cordon ombilical augmentaient plus rapidement de poids dans les jours qui suivaient la naissance.

Ces causes multiples expliquent les différences si sensibles de pertes de poids, différences qui varient ordinairement entre 100 et 200 grammes.

A partir de la fin du premier septénaire l'enfant s'accroît suivant le mode suivant; gagnant, je suppose, 30 grammes en moyenne par jour pendant le premier mois, il n'en gagne plus que 27 ou 28 le second mois, 20 le quatrième, 12 le septième, 6 le douzième.

A mesure que l'on s'éloigne de la naissance l'accroissement est donc moins rapide; ce dont on peut se rendre compte en consultant les chiffres suivants de Bouchaud.

	Poids moyen.	Augmentation mensuelle	Augmentation quotidienne
Naissance	3,250	750	23
1 mois	4,000	700	23
2 mois.	4,700	650	22
3 mois.	5,350	600	20
4 mois.	5,950	550	18

	Poids moyen.	Augmentation mensuelle	Augmentation quotidienne
5 mois.	6,500	500	17
6 mois.	7,000	450	15
7 mois.	7,450	400	13
8 mois.	7,850	350	12
9 mois.	8,200	300	10
10 mois.	8,500	250	8
11 mois.	8,750	200	7
12 mois.	8,950		

Un enfant qui pèse à la naissance 3,250 grammes arrive donc à peser environ 9 kilos à la fin de la première année, lorsque l'accroissement se fait d'une façon normale. Mais il ne faut pas croire que l'augmentation de poids ait lieu toujours aussi régulièrement; on remarque souvent des écarts très sensibles; on voit un enfant gagner 250 grammes une semaine, 300 la semaine suivante, pour ne plus profiter que de 180 la semaine qui suit. La plus petite indisposition arrête l'augmentation de poids.

Mais un fait digne de remarque est la rapidité avec laquelle un enfant regagne le poids perdu à la suite d'une maladie aiguë. L'accroissement paraît alors s'éloigner beaucoup des chiffres donnés par Bouchaud; j'ai vu un enfant pesant 8 kilos 500 grammes à 6 mois, ne plus peser que 8 kilos 100 à 9 mois, pour en peser 8 kilos 600 à 10 mois, soit une augmentation de 500 grammes par mois au 9e mois. On peut donc admettre que les enfants qui ont subi une perte de poids par suite de maladie aiguë regagnent, une fois rétablis, leur poids primitif beaucoup plus rapidement que ne l'indiquent les chiffres donnés dans le tableau mentionné plus haut.

Dès les premiers jours on doit chercher à régler le nombre *des tetées* ; on donnera le sein toutes les deux heures le jour, et toutes les quatre heures la nuit ; si l'enfant tire bien et que néanmoins il crie peu de temps après avoir teté, avant de lui présenter le sein de nouveau on examinera s'il n'est pas souillé par l'urine ou les matières, s'il n'a pas trop chaud ou trop froid, s'il n'est pas constipé, s'il n'y a pas quelque épingle qui le blesse, si les malléoles ou quelque autre partie du corps ne sont pas excoriées, autant de causes qui peuvent provoquer les cris de l'enfant. Mais c'est une mauvaise habitude que de donner le sein au moindre vagissement ; cela fatigue la mère et cause des indigestions aux enfants qui n'ont pas le temps de digérer la nourriture qui leur est offerte à intervalles trop rapprochés.

Au bout de six semaines à deux mois, dans la majorité des cas on réussit à espacer régulièrement les tetées ; à mesure que l'enfant grandit, on donne le sein à des moments de plus en plus éloignés, de façon à ce qu'il ne le demande qu'une à deux fois la nuit vers l'âge de 5 à 6 mois.

Le lait est-il en qualité suffisante et de bonne qualité? Si l'enfant ne reste pas longtemps au sein, s'il ne crie pas après avoir tété, on peut répondre affirmativement à la première question.

Pour savoir si le lait est de bonne qualité, on cherche comment se font les digestions de l'enfant. Si les garde-robes ont une couleur et une consistance normales, si elles ne sont pas mélangées de grumeaux ou panachées de matières verdâtres, s'il n'y a pas de vomissements (qu'il ne faut pas confondre avec les régurgitations, que l'on voit survenir après les tetées trop abondantes), on sera en droit de penser que le lait est bon.

Enfin pour peu que l'on ait le moindre doute, il faudra se servir de la balance ; celle-ci pourra nous indiquer d'une part la quantité de lait prise à chaque tetée et dans les 24 heures, d'autre part les modifications journalières du poids de l'enfant ; les premières pesées nous renseigneront sur la quantité de lait absorbé, les secondes sur sa qualité.

Comme poids moyen de la quantité normale de lait que doit absorber l'enfant aux différents âges, on pourra admettre les chiffres suivants recueillis par Bouchaud à la Maternité de Paris.

	Par tétées.	En 24 heures.
1er jour (au maximum) .	3 gr.	30 gr.
2e jour	15	150
3e jour	40	400
4e et 5e jour	55	550
jusqu'à 1 mois . . .	60	600
2e et 3e mois	70	600 à 700
4e et 5e mois	100	700 à 800
6e mois	120	800
7e et au-delà	150	900

CHAPITRE III

ALLAITEMENT PAR UNE NOURRICE

Les nourrices se divisent en deux catégories : les nourrices sur lieu ou au domicile des parents et les nourrices à distance qui emmènent l'enfant chez elles.

Malgré la surveillance des médecins inspecteurs et des membres des commissions locales, les nourrices à distance élèvent plus souvent les nourrissons au biberon qu'au sein; les parents n'en paient pas moins comme si leur enfant était allaité par la nourrice. Si celle-ci a du lait, elle le réserve pour son enfant, et le nourrisson boit au biberon ou au petit pot; bien heureux s'il n'est pas sevré prématurément. Je conseille aux mères qui peuvent se procurer du bon lait, d'élever leur enfant au biberon, plutôt que de le remettre à une femme inconnue qui trop souvent abusera de leur confiance. L'allaitement artificiel bien dirigé, sous la surveillance d'une mère intelligente, donne moins de mortalité que l'élevage, soit disant au sein, par une nourrice à distance.

Quelles sont les qualités nécessaires pour être une bonne nourrice? Autant que possible on choisira une *femme non primipare;* la femme qui a déjà nourri est moins embarrassée pour soigner l'enfant; son lait est généralement plus abondant que celui d'une primipare, et a moins de chance de disparaître brusquement.

Il n'est pas rare en effet de voir la sécrétion lactée se tarir définitivement chez une primipare six semaines à deux mois après l'accouchement, en même temps que surviennent les règles. La femme n'est pas la seule à subir cette suppression brusque du lait; les femelles de la plupart des animaux domestiques refusent d'allaiter leur première portée, et j'en ai vues plusieurs, qui l'année suivante ou même quelques mois après auraient pu être citées comme des modèles de dévouement maternel, étrangler ou dévorer leurs petits la première fois qu'elles mettaient bas.

Il ne faut pas voir dans ces faits une ignorance de ces animaux pour leur nouvelle fonction ou une malignité de caractère, mais bien la manifestation d'un instinct qui les avertit qu'elle ne pourront pas allaiter leurs petits pendant un temps suffisant.

La mère qui n'a pas pu nourrir son premier enfant doit toujours cependant essayer d'élever au sein les suivants; il y a des femmes qui ont beaucoup de lait pendant plus d'une année après le second accouchement, quelquefois même seulement après le troisième, alors qu'à la suite du premier la lactation avait été presque nulle. La santé générale était aussi bonne après le premier accouchement qu'à la suite des accouchements suivants; il ne faut donc voir dans ces faits qu'une particularité de la lactation qui est d'autant plus active que les couches ont été plus nombreuses. La plupart des nourrices sur lieu qui se présentent sont des filles-mères primipares; cela seul suffit pour expliquer les difficultés que l'on rencontre à trouver une bonne nourrice; lait peu abondant et disparaissant brusquement, tel est l'inconvénient qui existe dans les deux tiers des cas. On évitera un trop grand écart entre les époques d'accouchement de la mère et de la nourrice, car le lait de celle-ci ne conviendrait plus à l'enfant; trop jeune, il ne serait pas assez nourrissant; trop vieux, il se digèrerait moins bien, se tarirait peut-être trop tôt et rendrait nécessaire le changement de nourrice.

Pour un enfant nouveau-né on prendra une nourrice qui soit accouchée six semaines au moins auparavant; on n'aura plus à redouter les maladies puerpérales et la nourrice pourra, dès son entrée, s'occuper du nourrisson qui lui est confié, le soigner et le promener.

Une nourrice forte, bien portante vous a montré son enfant qui paraît très vigoureux; ses seins sont bien développés et renferment beaucoup de lait. Vous la faites entrer comme nourrice chez votre cliente, et pensez que tout est pour le mieux.

Il arrivera cependant assez souvent que le lait sera insuffisant et que l'enfant souffrira de la faim. La faute en revient dans la majorité des cas non à la nourrice, mais au nourrisson. Celui-ci, plus jeune de deux mois que l'enfant de la nourrice, tette bien moins vigoureusement; il en résulte que les seins qui ne sont plus suffisamment excités ne se gorgent plus de lait et l'enfant, victime de sa propre faiblesse, dépérit. Il suffit de faire teter la nourrice par son propre enfant pour voir le lait revenir comme par enchantement; si rien ne s'y oppose on peut dans ces cas laisser l'enfant de la nourrice teter pendant quelques jours; il entretient la sécrétion du lait jusqu'au moment où le nourrisson plus vigoureux peut provoquer la montée du lait.

D'autres causes contribuent à diminuer chez les nourrices nouvellement arrivées la quantité et la qualité de leur lait; c'est le changement de nourriture, d'habitudes, la fatigue du voyage, l'émotion; il n'est donc pas rare de voir un nourrisson dépérir bien que l'enfant de la nourrice vienne à merveille en ne prenant que le sein de sa mère; il faudra dans ces cas avoir un peu de patience et au bout de quelques jours on verra le lait revenir et l'enfant gagner du poids. En attendant, on peut donner du lait de vache coupé dans les proportions que j'indiquerai plus loin.

Lorsqu'une femme se présente à l'examen pour savoir si elle peut être nourrice, le médecin doit d'abord rechercher s'il n'existe pas chez elle quelque maladie constitutionnelle sérieuse qui s'oppose à l'allaitement mercenaire. Toute femme atteinte de syphilis, de tuberculose ou de scrofule, doit être rejetée, car elle peut devenir une source d'infection pour le nourrisson. Mais on ne peut pas affirmer à première vue qu'une femme soit ou ne soit pas une bonne nourrice. La couleur des cheveux, l'état d'embonpoint ou de maigreur, l'intégrité des dents ne sont pas des renseignements suffisants pour se faire une opinion; il en est de même de l'examen chimique (à moins de troubles profonds de la lactation) ou microscopique. Il n'y a pour ainsi dire qu'un seul vrai réactif, c'est le nourrisson. Lui seul pourra nous montrer si le lait est de bonne qualité et en quantité suffisante. Par des pesées faites avec soin et dans de certaines conditions, suivant le but qu'on se propose, on verra si l'enfant profite, reste stationnaire ou dépérit. J'ai indiqué précédemment les tableaux de Bouchaud sur lesquels on peut se baser pour savoir si l'on doit garder ou changer la nourrice.

Celle ci paraît remplir les conditions désirables ; *à quel régime la soumettre ?*

Le meilleur moyen de ne pas faire disparaître le lait est peut-être de ne pas changer brusquement le régime de la nourrice. Celle-ci, surtout dans les premiers temps de son séjour dans la famille, doit avoir une nourriture qui ne s'éloigne pas trop de celle qu'elle avait chez elle. Une méthode opposée aurait pour résultat de diminuer et même de tarir la sécrétion lactée. On l'amènera progressivement à partager le régime de la maison, car *il n'est pas nécessaire de lui donner une nourriture spéciale.* Elle peut manger de toutes les viandes, de tous les légumes, boire du vin, de la bière, du cidre ; elle doit user, bien entendu, de tout modérément ; la trop grande quantité d'aliments ne serait pas moins nuisible que l'insuffisance ; enfin la nourrice sera surveillée avec soin, et pour peu qu'elle paraisse disposée à abuser des boissons alcooliques on la changera immédiatement. L'insomnie, les excitations nerveuses, les convulsions, les éruptions cutanées des nourrissons, ont souvent leur origine dans les habitudes alcooliques des nourrices ; celles-ci devront également être très sobres de thé, de café et des autres liqueurs excitantes. En un mot la nourrice peut manger et boire de tout, mais doit éviter l'usage immodéré des aliments à odeur forte et énervante et des boissons alcooliques.

La nourrice ne devra pas rester oisive pendant les

sommeils de l'enfant; on devra l'occuper à de légers travaux de ménage; elle ne s'en portera que mieux et le lait sera plus abondant; tous les jours elle sortira avec l'enfant pendant quelques heures; il sera prudent de la faire accompagner par la mère ou une personne connue depuis longtemps.

On veillera à ce qu'elle n'ait pas de rapports sexuels; ceux-ci ne sont pas nuisibles par eux-mêmes, mais la possibilité d'une grossesse qui forcerait à changer de nourrice est suffisante pour expliquer cette prohibition.

L'époque à laquelle reparaissent les règles est fort variable; il ne faut pas dans la généralité des cas y attacher trop d'importance; l'enfant est malade et ne profite plus pendant quelques journées, mais bientôt tout rentre dans l'ordre. Si le lait est en trop petite quantité, ou de mauvaise qualité, on pourra donner du lait de vache pendant ce temps. Cependant si la nourrice est primipare et que les règles reparaissent dans les trois premiers mois qui suivent l'accouchement, il faut être sur ses gardes; bien souvent c'est un prélude de l'arrêt définif de la sécrétion laiteuse. Il faut se tenir prêt à changer de nourrice.

Quand le changement est nécesssaire, il ne faut pas hésiter à l'effectuer; il n'y a pas à craindre de voir l'enfant tomber malade; le nourrisson se fait très vite au changement de figure, au moins les quatre ou cinq premiers mois; plus tard on pourra trouver d'assez grandes difficultés à faire prendre le sein au nourrisson habitué à son ancienne nourrice, mais avec de la patience et quelques supercheries on arrivera presque toujours à vaincre l'obstination de l'enfant.

CHAPITRE IV

ALLAITEMENT AU PIS D'UN ANIMAL

Ce mode d'alimentation est peu usité à cause de ses difficultés d'exécution. Les animaux les plus faciles à employer dans une grande ville sont l'ânesse et la chèvre. Je conseille aux personnes qui ont une fortune suffisante pour pourvoir au logement, à la nourriture, à l'entretien d'une ânesse, de chercher plutôt une nourrice ; elles auront moins d'ennuis et l'enfant se trouvera mieux.

Quant à l'alimentation directe par la chèvre, elle offre aussi des difficultés ; je signalerai seulement l'impossibilité de couper le lait et les dangers que les mouvements de l'animal peuvent faire courir à l'enfant.

En résumé : le lait d'ânesse est appelé à rendre des services quand un enfant nouveau-né ne peut pas avoir de nourrice ou en est privé temporairement. Cet animal peut être utilisé dans des maternités ou des crèches où un grand nombre d'enfants se trouvent dans les conditions ci-dessus. La chèvre peut être tetée directement par un enfant âgé de plus de six mois ; ce genre d'allaitement conviendra surtout pendant les grandes chaleurs ; ce sera le plus sûr moyen d'éviter les fermentations possibles avec l'emploi des biberons.

CHAPITRE V

ALLAITEMENT ARTIFICIEL

On donne le nom d'allaitement artificiel à un mode d'alimentation dans lequel le lait d'un animal (vache, chèvre, ânesse, jument) est donné à l'enfant au moyen d'un biberon, d'un verre ou d'une cuiller.

Le médecin doit empêcher les parents d'adopter ce genre d'allaitement toutes les fois qu'il n'y a pas de raisons sérieuses qui s'opposent à ce que la mère élève elle-même son enfant ou prenne une nourrice. Il suffit de rappeler, pour expliquer cette conduite, que les enfants élevés au sein donnent en moyenne 10,63 pour 100 de mortalité, tandis que les nourrissons au biberon succombent dans la proportion de 51 pour 100 dans les trois mois qui suivent leur naissance. Les enfants qui survivent à ce régime sont en outre plus disposés que les enfants élevés au sein à contracter des inflam-

mations chroniques des voies digestives avec retentis-
sement fâcheux sur tout l'organisme (dyspepsie, diarrhée, carreau, rachitisme, tuberculose généralisée).

*Cette mortalité considérable tient en grande partie à ce
que l'allaitement artificiel est mal dirigé;* on peut arriver
à élever les enfants par ce procédé avec un chiffre de
décès peu supérieur à celui des enfants élevés au sein,
mais il faut des soins de chaque instant dont on n'a pas
à se préoccuper dans l'élevage au sein.

La conservation du lait exige beaucoup de précautions,
surtout en été, car dans cette saison ce liquide devient
très rapidement le siège de fermentations. La diarrhée
cholériforme n'atteint autant les enfants élevés au biberon qu'à cause de l'altération si fréquente et si rapide
du lait pendant les grandes chaleurs.

On a cherché à remplacer le lait par des produits
industriels plus ou moins ingénieux; ceux-ci peuvent
avoir leur utilité dans l'élevage des enfants, aucun d'eux
ne vaut du bon lait.

Le lait, seul de tous les aliments, est un aliment parfait, c'est-à-dire pouvant suffire à tous les besoins de
l'enfant.

Article premier. — *Composition chimique des différents
laits.* — Le lait renferme une matière albuminoïde ou
caséine, une matière sucrée ou lactine, de la graisse ou
beurre, des sels divers (chlorure de sodium, phosphate
de chaux, oxyde de fer).

Analyse chimique des laits généralement employés pour l'alimentation des nouveau-nés.

(1re colonne. *Vernois et Becquerel* ; 2e colonne : Moyenne générale de tous les auteurs, d'après le *Dictionnaire de chimie de Würtz*.)

PRINCIPES POUR 1000 PARTIES	FEMME	ANESSE	VACHE		CHÈVRE	
Densité...............	1032,67	1031,56	1033,38	1031,8	1033,53	1032,3
Eau...................	889	890	816	861,5	873	875,4
Matières fixes.......	111	110	151	135,5	127	121,6
Caséine.............	39,2	35,1	33,4	36	25	37
Albumine...........	»	»	8,15		13,2	
Beurre...............	26,7	18,6	63,4	40,5	41	42
Sucre de lait........	43,7	50,6	43,2	55	38,3	40
Sels inorganiques...	1,1	5,2	6,15	4	6,3	5,6

La comparaison de ces différents laits nous montre que les matières albuminoïdes (caséine et albumine réunies) sont à peu près dans les mêmes proportions dans tous les laits ; le lait d'ânesse est le plus sucré, puis viennent au même rang les laits de vache et de femme ; le beurre se trouve en bien plus grande quantité dans le lait de vache que dans celui de chèvre, et surtout que dans ceux de femme et d'ânesse.

Si la caséine des différents laits jouissait des mêmes propriétés, il suffirait de couper le lait de vache ou de chèvre suivant certaines proportions pour obtenir un mélange identique au lait de femme et également assimilable. Mais cette caséine, qui dans les divers animaux présente une composition chimique semblable, n'a pas des propriétés identiques. De là viennent toutes les difficultés du coupage et de l'alimentation artificielle.

Le lait de vache ou de chèvre n'est pas aussi bien digéré que le lait de femme, non pas, comme on le dit généralement, parce qu'il contient une plus grande quantité de matières albuminoïdes, mais parce que celles-ci, suivant qu'elles proviennent de la femme, de la vache ou de la chèvre, se comportent différemment une fois introduites dans l'estomac de l'enfant.

Le lait de vache forme, sous l'influence du suc gastrique, de gros caillots durs, insolubles dans l'eau ; j'ai vu des enfants rejeter de ces caillots gros comme des marrons et d'une dureté incroyable ; pareil inconvénient ne se présente pas avec le lait de femme qui ne se coagule jamais de cette façon et donne un précipité composé de grains très fins et très solubles. De même du beurre, dont on ne voit jamais de trace dans les selles des enfants nourris au sein ; il n'est pas rare, au contraire, en examinant les couches des enfants élevés au biberon, de trouver des matières de la grosseur d'une noisette constituées entièrement par du beurre.

C'est en vain que par des coupages dits rationnels,

les chimistes cherchent à nous faire un lait se rapprochant de la composition du lait de femme ; le lait de vache pourrait, par suite de mélanges, avoir exactement la même quantité d'eau, de caséine, de sucre, de beurre, qu'il ne se coagulerait pas moins une fois arrivé dans l'estomac ; l'addition d'eau, d'alcalins, de sels divers, n'empêche jamais complètement cette coagulation.

L'élevage artificiel est donc toujours, et quoi qu'on fasse, inférieur à l'allaitement par la mère ou une nourrice mercenaire. Tout en prenant les soins les plus minutieux, on arrive à avoir une mortalité plus grande chez les nourrissons au biberon que chez les nourrissons au sein ; la diarrhée cholériforme, l'athrepsie, les états dyspeptiques, emportent tous les ans des milliers de petits biberonneux, alors que les enfants élevés au sein sont presque complètement à l'abri de ces maladies.

Je m'occuperai seulement de l'élevage au biberon, le petit pot et la cuiller étant aujourd'hui généralement abandonnés.

ART. 2. — *Allaitement au biberon.* — Un biberon se compose essentiellement :

1° D'une carafe ;

2° D'un bouchon percé de deux ouvertures, l'une destinée à faire pénétrer l'air dans la carafe, la seconde à laisser sortir le lait ;

3° D'un tube plongeant dans le liquide et se terminant à son extrémité externe par :

4° Un bout de biberon destiné à la succion et possédant un ou plusieurs trous de sortie.

On a plus ou moins compliqué cet engin ; les biberons les plus simples et les plus faciles à nettoyer sont les meilleurs.

La carafe doit être en verre uni ; les biberons enjolivés par des médailles ou décors quelconques ont l'inconvénient d'avoir à leur intérieur de nombreuses anfractuosités qui sont de véritables niches à ferments.

Le bouchon doit être en verre ; les autres substances (bois, celluloïde, corne, etc.) s'imprègnent souvent d'une odeur aigre et l'on a, ainsi, une nouvelle source d'altération du lait.

Le tube sera composé d'un caoutchouc noir ; les caoutchoucs blancs, dans lesquels entrent un grand nombre d'impuretés, ne se trouvent d'ailleurs plus beaucoup dans le commerce.

Le bout de biberon destiné aux très jeunes enfants sera percé d'un seul trou circulaire ; ainsi conformé il facilitera la sortie du lait ; chez les enfants plus âgés, plus vigoureux qui tettent trop vite il y aura souvent avantage à se servir de bouts ayant plusieurs trous en forme de piqûres de sangsue ; la direction des incisions est telle que chaque ouverture forme soupape et se referme au moment où l'enfant cesse de tirer ; il tette plus lentement, ne s'engoue pas et la digestion ne s'en fait que plus facilement.

On devra surveiller la pièce appelée raccord qui

relie le tube en caoutchouc au bout et s'assurer que ce dernier est bien retenu ; on a vu des enfants déglutir cette extrémité du biberon.

Le biberon doit être nettoyé avec le plus grand soin ; c'est là un point capital sur lequel on ne saurait trop insister. Un enfant qui boit dans un biberon malpropre est exposé aux plus grands dangers : la dyspepsie, les diarrhées simples ou cholériformes sont la conséquence forcée des fermentations de plusieurs ordres qui ont lieu dans les résidus de lait qui séjournent dans les biberons insuffisamment lavés. La mortalité des nourrissons serait bien moins considérable si l'on avait l'habitude de prendre les précautions suivantes.

Aussitôt que l'enfant a fini de teter, lui retirer le biberon et placer celui-ci dans l'eau chaude destinée à enlever les restes de lait qu'il peut encore contenir.

En outre, une fois au moins par jour en été, tous les deux ou trois jours en hiver, on démontera complètement le biberon ; la carafe, le caoutchouc, le bouchon, le tube en verre, la soupape, le raccord, le bout, seront plongés dans une solution bouillante de cristaux de soude qui saponifiera le beurre et neutralisera l'acide lactique du lait qui pouvait rester dans l'appareil ; on passera l'écouvillon dans les tubes de verre et de caoutchouc pour enlever toutes les parcelles de lait.

Ce nettoyage complet étant terminé, on mettra le biberon et tous ses accessoires dans une solution concentrée d'acide borique (J. Lucas-Championnière), où ils devront séjourner dans l'intervalle des prises de lait.

Le biberon, au moment d'être donné à l'enfant, sera égoutté, passé de nouveau dans l'eau chaude; l'acide borique avec les cristaux de soude formant du borate de soude en très petite quantité sera sans inconvénient pour l'enfant.

Tous ces nettoyages pourront peut-être paraître ennuyeux et inutiles : ils sont absolument nécessaires et l'on doit les pratiquer si l'on veut mettre l'enfant à l'abri de bien des indispositions dont les fermentations sont l'origine. On voit immédiatement ressortir la simplicité de l'élevage au sein; mais ce nettoyage n'est encore rien ; il faut maintenant s'occuper du lait, de sa température, de sa quantité par jour et à chaque prise, autant de questions d'une grande importance.

Quel lait mettra-t-on dans le biberon ? Si l'on peut se procurer du lait d'ânesse ou de jument, on le préférera au lait de vache (Parrot, Tarnier). On le donnera sans l'étendre d'eau et sans le sucrer, excepté les premiers jours.

Malheureusement le lait d'ânesse est rare ; on devra se servir le plus souvent de lait de vache ou de chèvre. Ces deux laits, au point de vue de la digestibilité, sont à peu près équivalents.

Le lait doit toujours être le plus récemment tiré possible; les nourrices qui sont à la campagne peuvent se procurer du lait frais très facilement ; malheureusement dans les villes on ne peut en avoir qu'une fois par jour ;

ce lait est presque toujours déjà de la veille, et en été, il n'est pas rare de le voir tourner aussitôt qu'on le met sur le feu.

Le lait non bouilli se digère plus facilement que le lait bouilli; lorsqu'on connaît la provenance du lait, surtout lorsque, habitant la campagne, on peut, venant de le tirer, le mettre dans le biberon pour le faire boire immédiatement à l'enfant, il est préférable de ne pas le mettre sur le feu. Mais dans les villes, où l'on ignore l'heure de la traite, où la bête fournissant le lait est peut-être tuberculeuse, on fera toujours bouillir le lait; il se conservera mieux et l'on aura moins de chance d'infection. Après l'avoir fait bouillir on pourra ajouter quelques centigrammes de bicarbonate de soude qui retardera la formation des acides.

On évitera de conserver le lait dans des vases poreux ou émaillés; les premiers s'imprègnent de lait et malgré les lavages à l'eau chaude savonneuse gardent une odeur aigrelette; les seconds peuvent être attaqués par l'acide lactique. Un récipient en verre sera de beaucoup préférable.

Le lait sera mis dans un endroit très frais; on le transvasera le moins possible.

A quelle température doit-on donner le lait? — On doit chercher dans l'allaitement artificiel à remplir autant qu'on le peut, les conditions de l'allaitement par la femme. L'enfant ne produit pas beaucoup de chaleur; moins on le refroidit, mieux il se porte, car le froid

interrompt la plupart de ses fonctions des voies digestives et respiratoires. On ne doit pas donner de boissons froides à l'enfant nouveau-né ; on amènera le lait
à une température de 37° qui est celle du lait sortant
du sein de la mère.

Si on donne du lait coupé, on le chauffera en ajoutant
l'eau bouillante dans le lait ; si l'eau bouillie n'est pas
en quantité suffisante pour amener le lait à la température convenable, on fera chauffer celui-ci au bain-marie ; en aucun cas on ne recouvrira le lait pendant qu'il
bout, car les gouttelettes de vapeur en retombant suffisent souvent pour le faire cailler.

*Quelle quantité de lait faut-il donner à l'enfant à chaque
repas et en 24 heures ?*

Je le répète, dans l'élevage artificiel, il faut toujours
se rapprocher le plus possible de l'allaitement naturel.

Les différences qui existent entre le lait de la femme
et celui de la vache étant connues, il paraît assez simple au premier abord, de donner à l'enfant un lait coupé
remplissant les mêmes conditions que le lait de la
mère. Cela serait très facile si les matières albuminoïdes des différents laits avaient les mêmes propriétés
chimiques, mais nous avons déjà vu que l'albumine et
la caséine du lait de vache, soumises à l'influence du
suc gastrique, se mettaient en caillots dont une grande
partie n'était pas digérée et irritait les voies digestives
de l'enfant. De plus, si nous donnons le lait pur, nous
provoquerons sûrement de la dyspepsie.

Le coupage du lait par de l'eau pure ou chargée de substances mucilagineuses ou féculentes, facilite la digestion des laits de vache ou de chèvre en empêchant, dans une certaine mesure, la formation de la caséine en gros caillots; pour être efficace, ce coupage doit être fait dans la proportion de trois quarts d'eau pour un quart de lait, dans les quinze premiers jours. Voyons à quel résultat l'on arrive.

Vers le 5ᵉ jour, l'enfant élevé au sein de sa mère prend environ 550 grammes de lait dans les 24 heures, soit en moyenne 20 grammes de caséine; pour avoir l'équivalent de caséine dans le lait de vache, il vous faudra au moins 470 grammes de ce lait (en supposant 45 grammes de matières albuminoïdes par 1000); mettons trois fois plus d'eau pour couper, soit 1410 grammes; c'est donc 1,880 grammes de liquide qu'un enfant de 5 jours devrait prendre.

Telle est la théorie; mais cela est irréalisable dans la pratique; un enfant absorbant une telle quantité d'eau aurait forcément une dilatation rapide de l'estomac qui serait bientôt incapable de fonctionner.

On se trouve donc placé entre ces deux alternatives : ou bien l'enfant prenant du lait non convenablement coupé souffrira presque immédiatement de dyspepsie, ou bien il prendra du lait bien coupé, mais en quantité insuffisante; dans un cas comme dans l'autre, il y aura dépérissement de l'enfant.

C'est en effet ce qui se produit constamment dans la

pratique ; les enfants mis au biberon dès leur naissance ne prennent jamais du poids comme les enfants élevés au sein ; ils ont de la dilatation de l'estomac, de mauvaises digestions ; leur nutrition se fait mal et trop souvent la mort arrive.

Il ne faut jamais craindre de donner du lait trop étendu d'eau, les deux ou trois premiers jours ; de l'eau sucrée à peine blanchie le premier jour, du lait coupé avec trois quarts d'eau les huit jours suivants sont bien suffisants ; il vaut mieux voir l'enfant un peu affamé que de commencer par lui donner une série d'indigestions qui pourraient avoir les conséquences les plus graves.

Pour les quantités de lait coupé à donner dans les 24 heures, on pourra se guider sur le tableau suivant :

	Lait.	Eau.	Par jour.	Par tetée.
1er jour.	20 + 60 =	80 : 12 =	7 gr. env.	
2e jour	40 + 120 =	160 : 12 =	14 —	
3e jour	120 + 360 =	480 : 10 =	48 —	
4e jour	200 + 450 =	650 : 10 =	65 —	
jusqu'à 1 mois. . .	300 + 400 =	700 : 10 =	70 —	
2e et 3e mois. . . .	500 + 300 =	800 : 10 =	80 —	
4e et 5e mois. . . .	600 + 300 =	900 : 8 =	110 —	
6e mois et au-delà.	800 + 200 =	1000 : 6 =	160 —	

Ces chiffres indiquent une moyenne dont on ne devra pas beaucoup s'éloigner ; la quantité variera forcément suivant la richesse des matières grasses et albuminoïdes du lait et l'état des digestions de l'enfant.

On cherchera, pour un nouveau-né, une vache jeune qui ait vêlé récemment ; le lait des vaches qui ont mis bas depuis longtemps ou qui sont pleines est généralement moins bien digéré. La nourriture, l'aération de l'étable, l'état de santé des animaux qui fournissent le lait pour les nourrissons sont autant de points importants qui devraient être examinés avec soin par les personnes chargées de surveiller les enfants soumis à l'allaitement artificiel.

Je reconnais que cette surveillance est impossible dans les grandes villes, où le lait vient souvent on ne sait d'où, où il passe par quatre ou cinq intermédiaires avant d'être livré à la nourrice ; dans les villes, où il subit les falsifications les plus fantastiques (délayage de cervelles, eau amidonnée, etc.). Aussi y a t-il à Paris un nombre considérable de décès par athrepsie, maladie de nutrition bien rare actuellement dans nos campagnes.

Je fais toujours ajouter de l'eau dans le lait, quel que soit l'âge de l'enfant ; les digestions sont plus faciles ; la langue et les voies digestives s'encrassent moins rapidement.

Il n'est pas rare en effet de voir de temps en temps chez les enfants élevés au biberon l'estomac et les intestins cesser de fonctionner ; la langue est chargée, l'inappétence est complète ; les enfants ne veulent plus de lait.

Il est utile, aussitôt que cet accident se produit, de procéder à un nettoyage du tube digestif; dans ce cas je fais interrompre complètement l'usage du lait, je donne pendant quelques jours de l'eau panée, de l'eau de blé ou d'avoine légèrement sucrée, puis, aussitôt que la langue se nettoie et que l'enfant paraît réclamer une nourriture plus substantielle, je fais reprendre le lait par quantité progressive.

Le lait de vache est à peu près aussi sucrée que le lait de femme; il est donc inutile d'ajouter du sucre à dose massive comme je le vois faire assez souvent; il faut simplement sucrer l'eau que l'on ajoute au lait dans la proportion de 40 à 50 grammes par litre d'eau, soit 20 à 25 grammes par jour pour un enfant d'un mois à six mois. Le sucre de lait s'emploie aux mêmes doses que le sucre de ménage; il a l'avantage d'être souvent mieux digéré. Si l'on donne du lait pur on peut s'abstenir de le sucrer; le lait d'ânesse ne devra jamais être additionné de sucre.

Avec quoi couper le lait? — On peut se servir d'eau distillée, d'eau bouillie, d'eaux minérales légères; dans la majorité des cas j'emploie l'eau de pain, de biscottes, de blé, d'orge ou de gruau.

Beaucoup d'auteurs s'élèvent contre ce dernier genre de coupage : si les gens sont soigneux, très propres et ne craignent pas de faire des décoctions aussi souvent que cela est utile (et en été il faut en préparer quelquefois à chaque repas), je crois qu'il y a plus d'avantages que d'inconvénients, et voici pourquoi :

Jamais les laits de vache ou de chèvre, ai-je dit, ne pourront arriver à remplacer avantageusement le lait de femme, parce que les matières protéiques des premiers se coagulent sous l'influence du suc gastrique en une masse en partie insoluble et indigeste ; phénomène qui ne se produit pas avec le lait de la femme.

Le lait de la vache est plus lourd non pas seulement parce que la caséine est en plus grande quantité, mais surtout parce que cette caséine jointe à l'albumine n'a pas des propriétés identiques à celle du lait de la femme ou de l'ânesse.

Les alcalins (eau de Vichy, bicarbonate de soude, eau de chaux), l'eau pure sont utiles ; je crois cependant que les liquides qui renferment des molécules organiques non irritantes pour l'intestin leur sont supérieurs pour empêcher la formation dans l'estomac d'un caillot insoluble.

Il se produit assez souvent dans la pratique le fait suivant : Un enfant de quelques semaines va de mal en pis ; la dénutrition fait chaque jour de nouveaux progrès ; le lait est changé, coupé de toutes les façons, rien n'y fait. La nourrice donne alors, malgré nous, un peu de bouillie, et, à notre grande surprise, l'enfant reprend un peu : les résultats ne sont pas magnifiques, mais enfin il y a amélioration. Ceci m'est arrivé plusieurs fois, et assurément pareille chose est survenue à beaucoup de mes confrères.

Pour la nourrice, c'est la farine qui a fait tout le bien, le lait n'était pas assez nourrissant et le médecin avec son « rien que du lait » n'était qu'un imbécile.

Cependant, en réalité, la farine n'a pas été digérée; elle a produit la congestion et l'irritation de l'intestin sans être absorbée, mais la caséine n'est plus englobée par la coagulation de l'albumine. Chaque molécule d'amidon constitue autant de corps étrangers qui placés au milieu de la masse de caséine l'empêchent de se coaguler en bloc; le suc gastrique a donc une action plus efficace et la digestion du lait a lieu.

Telle est, à mon avis, la véritable explication du fait clinique; car, si dans ces cas on examine les garde-robes, on voit que, du jour au lendemain, il y a une modification profonde de la digestion; l'enfant ne vomit plus d'énormes caillots et on trouve bien moins de grumeaux dans les selles; celles-ci sont plus homogènes, le plus souvent verdâtres, la constipation fait place à la diarrhée.

Je fais donc ajouter de l'eau féculente au lait pour faciliter la digestion de ce dernier et je ne donne du lait pur qu'au-dessus d'un an; quant à la bouillie, je ne la prescris jamais avant l'âge de 6 à 7 mois.

Lorsqu'on donne le biberon à un enfant élevé au sein pendant plusieurs mois, il faut également, les premiers jours, étendre le lait d'une très grande quantité de décoction, que l'on diminuera de plus en plus si les digestions se font bien ; dans tous les cas, il faut une espèce d'entraînement, et il est rare que le changement de régime ne détermine pas quelques symptômes de dyspepsie au bout de peu de temps.

ART. 3. — *Laits concentrés ou condensés.*

Toutes les fois qu'il est possible de se procurer du bon lait naturel, il ne faut pas employer ces produits, qui auront cependant leur utilité dans les voyages sur mer et les longs parcours en chemin de fer où l'on n'a pas d'autres ressources.

Dans les grandes villes où souvent l'on ne peut avoir du lait frais qu'une fois par jour, il sera préférable d'employer du lait concentré plutôt que du lait de la veille qui peut-être a subi un commencement de décomposition. Je n'ai jamais eu occasion de prescrire les diverses préparations conseillées pour obtenir rapidement du lait au moment de donner le biberon à l'enfant. Tarnier, Lucas-Championnière en ont obtenu d'assez bons résultats ; on pourra donc en essayer toutes les fois que le lait de vache ou de chèvre est mal supporté et qu'on ne peut pas procurer à l'enfant une nourrice ou du lait d'Ânesse.

Le Dr Flamain, de Châlons, préfère même ces laits condensés au lait de vache ou d'une nourrice médiocre ; il fait réduire ces laits à un état de grande dilution,

10 à 12 volumes d'eau (*Journal de médecine et de chirurgie pratique*, 1882).

Aliments autres que le lait.

Les enfants nouveau-nés ne devront être nourris par d'autres aliments que le lait que dans des cas tout à fait exceptionnels ; je parlerai de ces aliments au chapitre VIII.

CHAPITRE VI

ALLAITEMENT MIXTE

On dit qu'il y a allaitement mixte quand un enfant, nourri au sein, boit en même temps au biberon ou mange prématurément.

On ne doit jamais mettre un nouveau-né à l'allaitement mixte sans être sûr que la mère ou la nourrice n'a pas de lait en quantité suffisante ; si l'enfant est très jeune, il sera préférable de changer la nourrice plutôt que d'adopter ce mode d'alimentation.

Quand une femme ayant du lait en quantité suffisante donne le biberon ou des aliments à son enfant, elle s'expose à voir son lait diminuer de jour en jour et disparaître bientôt ; la sécrétion laiteuse, non excitée par la succion de l'enfant, ne tarde pas à se tarir.

Aucun mode d'alimentation du nouveau-né n'égale l'allaitement au sein de la femme; l'allaitement mixte doit être conseillé quand l'allaitement complet au sein est impossible, mais il ne doit jamais être établi d'emblée.

Pendant les premiers mois le mieux sera de donner du lait d'ânesse ou de vache étendu d'eau; plus tard on fera manger des bouillies ou d'autres aliments dont j'indiquerai plus loin la composition ; mais on cherchera par tous les moyens à augmenter la sécrétion du lait de la mère ou de la nourrice et non à la diminuer le plus rapidement possible ; malheureusement au contraire les parents cherchent à obtenir un résultat tout opposé.

CHAPITRE VII

ÉTUDE COMPARATIVE DES DIVERS MODES D'ALLAITEMENT.

L'allaitement naturel est le seul qui doive être conseillé par le médecin ; celui-ci démontrera aux familles tous les ennuis et les dangers de l'allaitement artificiel. En dernière ressource il proposera l'allaitement mixte qui donne de moins mauvais résultats que l'allaitement artificiel.

Si malgré, tout l'allaitement au biberon est adopté par la famille, le médecin doit le diriger et s'occuper des plus petits détails.

Les deux premiers mois, lait d'ânesse pur.

S'il n'y a pas de lait d'ânesse, lait de vache ou de chèvre coupé d'abord de deux tiers d'eau, puis de moitié, enfin d'un tiers. Lavage du biberon, quantité, température du lait réglés suivant ce que j'ai indiqué précédemment.

Les laits concentrés, les farines à base de lait conservé, peuvent rendre des services quand il est impossible de se procurer du bon lait.

On ne doit jamais permettre autre chose que du lait de femme pendant les six premières semaines après la naissance; un enfant mis à l'allaitement artificiel dès sa naissance a les plus grandes chances de mourir d'athrepsie; alors même que la mère n'aurait pas eu beaucoup de lait aux couches précédentes elle doit tenter l'allaitement; beaucoup de femmes primipares sont mauvaises nourrices, qui, aux accouchements suivants, sont capables d'élever un enfant au sein.

CHAPITRE VIII

ALIMENTATION PRÉPARANT AU SEVRAGE.

On doit donner le nom de sevrage à la cessation complète de tout allaitement, naturel ou artificiel. Le sevrage complet ne sera effectué que vers l'âge de quinze à dix-huit mois, et même deux ans; jusqu'à cette époque la base de l'alimentation sera le lait.

Depuis la naissance jusqu'à cinq à six mois, l'enfant doit être nourri exclusivement au sein ou au lait de vache, chèvre ou ânesse; mais à partir de six mois jusqu'au sevrage proprement dit, il existe une période intermédiaire, pendant laquelle l'enfant, tout en continuant à prendre du lait, commencera à se nourrir de féculents, d'eau vineuse, d'œufs, etc.

On ne doit jamais opérer brusquement le sevrage; on habituera graduellement l'enfant à prendre moins de lait; en agissant autrement on s'exposerait à le voir tomber gravement malade.

On choisit un moment où l'enfant est bien portant et ne paraît pas souffrir de la dentition; si la constitution médicale régnante fait craindre l'apparition de la cholérine, on continuera à ne donner que du lait jusqu'à ce que tout danger d'épidémie semble disparu. Ce changement de régime se fera de la façon suivante :

On remplacera une des tétées du matin par quelques petites cuillerées de bouillie ou de panade bien claire et passée; le premier jour l'enfant refuse généralement cette nouvelle nourriture, et ne veut que son lait, mais il ne faut pas se rebuter; l'enfant ne tarde pas à manger avec avidité la bouillie et même à la réclamer si on ne la donne pas à l'heure habituelle.

Cette bouillie peut être faite à la farine de froment, d'avoine, d'orge, etc. ; il est préférable de faire sécher au four ces farines ; ayant ainsi subi à l'avance un certain degré de cuisson elles peuvent rester moins longtemps sur le feu avec le lait ; elles sont aussi bien digérées, et le lait, non évaporé par une longue ébullition, ne surcharge pas l'estomac de l'enfant.

La meilleure de toutes ces farines est assurément la farine d'avoine ; elle renferme un principe odorant se rapprochant de celui de la vanille ; son goût agréable la fait accepter avec plaisir par les enfants, qui, en outre, la digèrent bien, qu'elle soit préparée à l'eau ou au lait (Dujardin-Beaumetz et Hardy, Marie). Fonssagrives a rappelé que la farine d'avoine jouit de véritables propriétés galactogènes et qu'elle est employée depuis longtemps en Bretagne et en Écosse pour favoriser chez les nourrices la sécrétion du lait.

Les premiers jours on ne donnera que trois à quatre petites cuillerées pour faire prendre goût à l'enfant ; ou augmentera la dose chaque jour de quelques cuillerées ; vers sept mois l'enfant aura deux potages, un le matin et un dans l'après-midi ; vers dix mois trois, un le matin, un l'après-midi et le dernier dans la soirée.

En outre des farines énumérées plus haut on fera usage de potages maigres au beurre ou au lait, de tapioca, de semoule, de racahout, de fécule de pommes de terre, de biscottes de Bruxelles. La plupart des enfants digèrent bien le bouillon de bœuf ou de poulet ; quelques-uns cependant supportent mal cette nourriture qui provoque facilement des indigestions et de véritables purgations.

Je crois devoir donner ici quelques formules de potages ; elles seraient peut être mieux à leur place dans un livre de recettes de cuisine, mais les médecins sont si souvent consultés par les mères de famille pour la préparation des repas de leurs jeunes enfants que je pense qu"ils me sauront gré de leur mettre sous les yeux quelques modes de préparations.

Bouillie commune.

Délayer une bonne cuillerée de farine de blé dans quelques cuillerées d'eau froide. Ajouter du lait peu à peu pour faire un demi-litre en tout. Faire bouillir en agitant sans cesse pour empêcher la farine d'adhérer au fond du vase, ce qui donnerait un goût désagréable et ferait tourner le lait. Ajouter un petit morceau de sucre et quelques grains de sel.

Bouillie d'avoine.

Même mode de préparation.
On peut aussi employer le procédé suivant :
Délayer une cuillerée à bouche de farine d'avoine avec deux cuillerées d'eau froide et bien mélanger pour n'avoir pas de grumeaux ; ajoutez un demi-litre d'eau

bouillante. Faire bouillir en agitant continuellement et laisser sur le feu pendant une demi-heure, de façon à avoir une bouillie de consistance assez épaisse. Servir en recouvrant de lait froid. On prend à la fois dans la cuiller du lait et un peu de bouillie.

Ce mode de préparation possède un double avantage; il permet de faire cuire complètement la farine d'avoine et la rend ainsi plus digestible, en outre le lait est lui-même mieux digéré que lorsqu'il reste dix minutes ou un quart d'heure à bouillir. En mettant la farine et le lait ensemble sur le feu on s'expose ou bien à faire cuire insuffisamment la farine, ou bien à rendre le lait trop épais par suite de l'évaporation; dans un cas comme dans l'autre on obtient un aliment indigeste.

La bouillie d'orge, de riz, de lentilles, le tapioca, la semoule au lait se prépareront suivant les procédés que je viens d'indiquer.

Bouillie de Liebig.

On fait un mélange de 16 grammes de farine de froment, 16 grammes de farine de malt, 0 gr. 375 de bicarbonate de potasse; on y ajoute 32 grammes d'eau, en agitant, puis 166 grammes de lait de vache; on chauffe à une douce température, en agitant, jusqu'à ce que le mélange commence à s'épaissir; on retire du feu et on continue à agiter pendant cinq minutes. On remet sur le feu et on fait bouillir, puis l'on passe à travers un morceau de mousseline.

Cet aliment complexe est bien digéré, paraît-il, par la généralité des enfants; je ne l'ai jamais prescrit, les autres bouillies ou potages ayant suffi pour les besoins de la clientèle; il a l'inconvénient d'être assez long à préparer et de nécessiter le maniement du bicarbonate de potasse, qui, à haute dose, peut être dangereux. On a créé plusieurs spécialités qui permettent de faire cette bouillie d'une façon plus rapide.

Farine lactée Nestlé.

Mélange de lait concentré et de poudre de biscuit de froment. Mettre une cuillerée pour dix cuillerées d'eau, si l'on donne le mélange au biberon, une cuillerée pour cinq cuillerées d'eau si l'on veut obtenir une bouillie. Laissez sur le feu pendant dix minutes.

Racahout des Arabes (Dorvault).

Salep pulv.	15
Cacao pulv.	60
Glands doux torréfiés pulv.	60
Fécule de pommes de terre.	45
Farine de riz	60
Sucre blanc pulv.	250
Sucre vanillé	5

Sert à faire une bouillie à l'eau ou au lait.

Je pourrais multiplier les formules des préparations diverses proposées pour l'alimentation des enfants; ceux-ci les agréent en général volontiers à cause du cacao ou de la vanille qu'elles renferment, mais elles ont l'inconvénient de n'être pas aussi bien digérées que les farines simples. Il en est des aliments comme des drogues; les moins compliqués sont les meilleurs.

Soupe au pain.

Faire griller des croûtes de pain; on peut les beurrer légèrement avant de les placer sur le feu. Casser en petits morceaux et mettre dans un vase avec quantité suffisante d'eau; faire bouillir pendant longtemps, de façon à ce que le pain soit bien cuit et détrempé. Passer au travers d'un tamis fin. Sucre et sel.

Soupe aux biscottes de Bruxelles.

Mettre trois à quatre tranches de biscottes dans un litre d'eau bouillante; laisser sur le feu jusqu'à ce que les biscottes soient bien gonflées et n'augmentent plus de volume. Passer au tamis fin.

Les biscottes tamisées serviront de soupe; l'eau dans laquelle elles auront bouilli pourra être donnée en boisson à l'enfant, soit pure, soit mélangée avec du lait.

Lait de poule.

Jaune d'œuf	N° 1.
Eau chaude	Un verre.
Sucre blanc	25 grammes.
Eau de fleurs d'oranger . .	8 —

Battre le jaune d'œuf avec l'eau ; ajouter le sucre et l'au de fleurs d'oranger.

Les enfants prennent très volontiers ce mélange et le digèrent facilement.

Bouillon de poulet.

Couper en morceaux un poulet non désossé, le faire bouillir dans un litre d'eau, ajouter 500 grammes de bœuf, un peu de sel ; faire bouillir pendant deux à trois heures et passer au tamis fin. On peut ajouter de l'orge perlé, du riz, du gruau d'avoine. Laisser refroidir le bouillon et enlever toute la graisse qui pourrait le rendre indigeste et purger l'enfant.

Bouillon d'urgence.

Si dans un cas urgent on a besoin de bouillon il faut hacher très fin un demi-kilogramme ou un kilogramme de viande, la mettre dans un ou deux litres d'eau avec des légumes hachés comme pour une julienne. En faisant cuire à grand feu jusqu'à ce qu'il soit réduit d'un tiers environ, on obtient un excellent bouillon en moins d'une heure.

Un peu plus tard, on peut donner à l'enfant des croûtes de pain trempées dans le jus de viande, de l'œuf mollet, un os de poulet ou de côtelette à sucer, de l'eau rougie ; toutes les fois que l'enfant prendra un nouvel aliment, celui-ci sera donné en très petite quantité et l'on examinera s'il est bien digéré, s'il ne produit pas de diarrhée ou d'autre phénomène indiquant un trouble du côté des voies digestives ; on ne pratiquera jamais le sevrage d'une façon brusque, on diminuera graduellement la quantité de lait tout en augmentant celle des autres aliments et l'enfant passera ainsi insensiblement de l'allaitement à l'alimentation de l'adulte ; si cette nouvelle nourriture paraît le fatiguer on la cessera pendant quelque temps pour revenir au lait, et l'on attendra qu'une évolution dentaire soit terminée pour tenter de nouveau le sevrage définitif.

CHAPITRE IX

DU SEVRAGE

Pour pratiquer celui-ci, il faut que l'enfant soit bien portant ; c'est généralement après la sortie des douze ou des seize premières dents qu'il est possible de sevrer sans provoquer d'inflammation intestinale ; plus tôt le tube digestif n'a pas encore un développement suffisant qui permette impunément en grande quantité une autre nourriture que le lait ; plus tard celui-ci n'est plus assez substantiel.

L'alimentation prématurée est dangereuse ; l'allaitement trop prolongé offre également des inconvénients en s'opposant au développement normal de l'enfant.

Je terminerai cette courte étude hygiénique comme je l'ai commencée, par un passage d'Ambroise Paré qui nous donne sur le sevrage d'excellents conseils :

« Quelques-uns sont sevrez à dix huict mois, les autres à vingt, et le commun est à deux ans, parce qu'ils ont leurs dents, par lesquelles nature semble demander quelque autre nourriture que le laict et bouillie. Toutefois on ne peut certainement désigner ne limiter le temps légitime du sevrement, pour la diversité du temps de la sortie des dents, ne l'envie de leur puissance de manger les viandes ; car nous voyons que les dents sortent plustost aux uns qu'aux autres. Parquoy faut borner le temps de sevrer l'enfant, par la sortie d'icelles ; et ceux à qui elles mettent plus longtemps à sortir, doivent pareillement teter plus longtemps et plus tard estre sevrez : et ceux à qui plustost elles sortent, seront aussi plustost sevrez ; pour autant que l'intention pour laquelle nature à produit les dents, est le brisement et mastication des viandes, pour les préparer et rendre plus faciles à la digestion. Et aussi semble que quand elles sont sorties, nature incite l'estomach de l'enfant à appeter le nour-rissement qui se doit mascher et briser par icelles, partant elles ne sont produites sans cause, et ne leur faut bailler aucune viande, que premièrement leurs dents ne soient sorties; car si plustost on les sèvre, Avicenne dit que cela seroit cause de plusieurs maladies, pour la mauvaise digestion et corruption qui s'ensui-vroit, qui pourroit être cause de mort... Les enfants qui tetent trop longtemps en sont rendus effeminez, lasches et mols... Il faut aussi avoir égard à la disposi-tion de son corps pour sçavoir s'il est temps de le sevrer : car s'il est maladif, comme tantost sain tantost malade, lors on ne le doit pas sevrer, parce qu'il ne mange pas suffisamment à cause de sa débilité ; et lors qu'on le voudra sevrer, la nourrice ne luy donnera sa mamelle tant souvent qu'elle avoit de coutume, et ainsi peu à peu sera sevré, et mettra dessus son tétin quelque chose amère, comme aloès, un peu de moustarde et barbouillera entièrement sa mamelle de suye trempée en eau, afin de la faire haïr à l'enfant. »

DEUXIÈME PARTIE

FORMULAIRE

OFFICINAL ET MAGISTRAL

POUR LES

MALADIES DES ENFANTS

—

FORMULAIRE

OFFICINAL ET MAGISTRAL

POUR LES

MALADIES DES ENFANTS

———

GÉNÉRALITÉS

Il n'y a pas, à vrai dire, de thérapeutique spéciale pour les maladies des enfants; tous les médicaments, même les plus actifs, peuvent être donnés dans le jeune âge; il suffit de réduire dans une proportion convenable les doses prescrites ordinairement aux adultes.

La difficulté du diagnostic et de la thérapeutique infantiles provient moins souvent de la complexité de la maladie, que de l'indocilité et des caprices de l'enfant. Le traitement de celui-ci exige, non des médicaments spéciaux, mais une cuisine pharmaceutique spéciale; savoir varier les préparations et les présenter sous la forme le plus acceptable et au besoin la plus agréable, telles sont les conditions nécessaires pour faire de la bonne thérapeutique infantile. Celle-ci

demande donc une grande habitude de la pharmacologie, surtout au point de vue du dosage et des
associations médicamenteuses.

Du dosage des médicaments chez les enfants.

L'on a proposé plusieurs tables qui permettraient
d'établir rapidement, étant connue la dose qui convient
à l'adulte, les quantités de médicaments que l'on peut
donner à un enfant de tel ou tel âge.

Je vais exposer ces différents systèmes, mais je
m'empresse de dire que tous sont plus ou moins défec-
tueux, et qu'il est plus simple d'apprendre directement
à quelles doses doivent se prescrire les divers médicaments.

Gauthier (de Leyde) a formulé les règles suivantes :

Si l'on représente par 1 la dose qui convient à l'a-
dulte, on peut ordonner à un enfant :

De moins d'un an.	1/12 ou 1/15	de cette dose.
De deux ans . .	1/8	—
De trois ans . .	1/6	—
De quatre ans . .	1/4	—
De sept ans. . .	1/3	—
De quatorze ans .	1/2	—

Cottereau, reprenant en partie la table précédente,
l'a modifiée de la façon suivante :

Dose de l'adulte 1
— de un an à trois ans 1/6
— de trois ans à sept ans 1/3
— de sept ans à treize ans 1/2
— de quatorze ans à vingt ans. . . 2/3

La formule de Young, plus usitée en Angleterre, consiste à établir une fraction dont le numérateur est l'âge de l'enfant et le dénominateur ce même âge augmenté de 12 ; en réduisant cette fraction à sa valeur la plus simple, on a la dose qui convient à un âge déterminé.

Soit, par exemple, un enfant d'un an ; sa formule dosologique est la fraction $\frac{1}{1+12} = \frac{1}{13}$. La formule pour un enfant de trois ans sera $\frac{3}{3+12} = \frac{3}{15} = \frac{1}{5}$; pour un enfant de douze ans $\frac{12}{12+12} = \frac{12}{24} = \frac{1}{2}$.

Fonssagrives a proposé de modifier le barème de Young en composant le dénominateur avec l'âge de l'enfant augmenté de 12 pour la période de la naissance à un an, et de 13 après un an. Toutefois, comme le fait remarquer Fonssagrives, cette rectification ne conviendrait pas pour l'extrait thébaïque, dont la dose (8 milligr.) pour la période de 0 à 1 an est déjà trop forte, en raison de l'impressionnabilité exquise des jeunes enfants pour ce médicament.

C'est en effet le défaut de toutes ces tables de graduation de ne pouvoir pas être appliquées pour tous les médicaments ; les enfants supportent bien certaines substances actives à doses relativement fortes, par exemple la belladone, l'arsénic, le mercure, tandis que d'autres, parmi lesquelles l'acide phénique, l'opium et ses dérivés, déterminent des accidents d'intoxication à doses très faibles.

Les médicaments les plus énergiques peuvent être donnés aux enfants; mais lorsqu'on emploie l'opium, la noix vomique, la digitale, l'aconit, etc., ou leurs alcaloïdes, il faut avoir soin de les faire prendre par doses fractionnées; étant admis, par exemple, que l'on peut prescrire 4 milligrammes d'extrait thébaïque à un enfant de moins d'un an, il ne faut pas administrer cette dose d'une fois, mais bien la diviser ou plutôt la faire dissoudre dans une certaine quantité de liquide, je suppose 60 grammes d'eau, dont on donnera une cuillerée à café d'heure en heure jusqu'à effet produit.

Des préparations pharmaceutiques les plus employées chez les enfants.

Les enfants prennent très difficilement les pilules ou granules; je donnerai donc un très petit nombre de formules de ces préparations, et indiquerai de préférence les autres formes sous lesquelles on peut prescrire les médicaments dans le jeune âge : poudres, mixtures d'alcoolés, potions. Les poudres peuvent être dissoutes ou délayées dans des liquides divers, mêlées avec du miel, des confitures; les teintures ou solutions seront mélangées avec du lait, de l'eau vineuse ou sucrée ; les potions, les loochs, les sirops seront acceptés assez volontiers par les petits malades.

Les lavements sont d'un emploi fréquent chez les enfants, soit dans les affections intestinales, soit dans les cas où pour une cause ou une autre le médicament ne peut pas être pris par la bouche.

Chez les très jeunes enfants la quantité maxima de liquide sera de 60 à 90 grammes ; de deux à cinq ans, 100 à 150 grammes ; de cinq à dix ans, 200 à 250 grammes. Chez l'adulte 300 à 400 grammes.

Le lavement sera pris à une température de 15° à 36° au plus.

Lorsque le lavement contient une substance active dont on recherche l'absorption, on doit le composer d'une quantité de liquide moitié moindre que celle indiquée plus haut ; il est bon d'ajouter du laudanum pour rendre le rectum moins excitable ; on fait toujours précéder ces lavements médicamenteux de grands lavements destinés à vider l'intestin des matières qu'il renferme.

Les doses des médicaments actifs donnés en lavement seront seulement doubles de celles données par la bouche ; car il ne faut pas oublier que l'on a signalé des empoisonnements par l'emploi imprudent de lavements renfermant des substances toxiques.

Les injections hypodermiques peuvent être utilisées

chez les enfants ; la dose sera cinq à huit fois moindre que celle administrée par la bouche.

Les frictions et les bains médicamenteux sont des moyens infidèles qu'on ne devra jamais employer exclusivement dans les cas sérieux ; les massages, les douches, les bains rendent de très grands services dans la thérapeutique infantile ; mais ils ont plutôt une action physique et mécanique, entraînant des modifications de circulation, de nutrition et de calorique, car l'absorption des médicaments par la peau est nulle ou à peu près. On doit signaler une exception pour les onctions mercurielles dont on ne peut nier dans bien des cas la supériorité sur l'administration du médicament par la voie stomacale.

Les jeunes enfants ne peuvent pas employer les gargarismes ; on prescrira des collutoires, des fumigations ou pulvérisations toutes les fois que des topiques seront indiqués pour les maladies de la bouche ou des voies respiratoires.

DES PURGATIFS

—

Pour les purgatifs des enfants du premier âge voyez aussi l'article *Dyspepsie*.

I. — Purgatifs huileux.

L'huile d'amandes douces : une cuillerée à café chez les enfants au-dessous d'un an ; une à trois cuillerées à dessert après un an.

L'huile de ricin doit être employée avec précaution, car elle provoque facilement chez les très jeunes enfants des superpurgations.

Au-dessous de six mois : une demi-cuillerée à café, au plus.

De six mois à deux ans : une demi à une cuillerée à café (4 grammes).

De deux à quatre ans : 4 à 8 grammes.

De quatre à huit ans : 8 grammes.

De huit à douze ans : 8 à 15 grammes.

Cette huile de ricin sera donnée dans du lait chaud, du bouillon dégraissé, de l'infusion de café noir, du jus d'orange, une émulsion d'amandes ou de jaune d'œuf.

Médecine à l'huile de ricin.

Huile de ricin . . . .
Huile d'amandes douces . . . } ââ 5 à 20
Sirop de fleurs de pêcher. . .

Autre :

Jaune d'œuf. . . . . N° 1
Sucre . . . . 20 grammes.
Huile de ricin . . . . . . q. v.
Infusion de café. . . . . 60 grammes.

Emulsion à l'huile de ricin (Codex).

Huile de ricin 15
Gomme arabique pulv. 4
Eau dist. de menthe poivrée 8
Eau commune 30
Sirop de sucre 15

Faites un mucilage avec la gomme et son poids d'eau ; incorporez peu à peu l'huile de ricin, et ajoutez le sirop et l'eau par petites parties.

L'huile de ricin s'emploie en lavement chez les enfants à la dose de 10 à 30 grammes ; on la fera mettre dans 100 à 200 grammes de décoction de guimauve ou de son additionnée d'une cuillerée de miel simple ou de miel de mercuriale.

II. — Purgatifs sucrés.

La manne est un des purgatifs le plus employés dans dans la seconde enfance ; on dissimule très bien ce médicament dans du lait chaud ; les enfants l'acceptent ainsi facilement. Dose : 10 à 30 grammes de 3 à dix ans ; 40 à 60 grammes chez l'adulte.

Le tamarin s'emploie comme laxatif ; dose : 30 p. 1000 d'eau, en décoction dans un vase d'argent ou de porcelaine.

Conserve de tamarin (Codex).

Pulpe de tamarins préparée.	50 grammes.
Eau	50 —
Sucre en poudre	125 —

La casse se prescrit aux mêmes doses que le médicament précédent ; la préparation la plus employée est la marmelade de Tronchin (voir article **Bronchite**) ou la suivante :

Conserve de casse. — Casse cuite (Codex).

Pulpe de casse.	100 grammes.
Sirop de violettes.	75 —
Sucre blanc.	20 —
Huile volatile de fleurs d'oranger	1 goutte.

Le miel peut servir à édulcorer les tisanes ; la mélasse, à la dose d'une ou deux cuillerées à bouche, peut être mise comme médicament dans un lavement laxatif.

III. — Purgatifs résineux.

La résine de scammonée est très utile dans la médication des enfants à cause de son insipidité ; véhicules : lait, looch, chocolat à l'eau ou au lait ; on évitera de la verser dans un liquide trop chaud qui la coagulerait en masse et nuirait à son action purgative.

Doses : de 18 mois à 2 ans, 10 centigr. ; de deux à quatre ans, 10 à 15 centigr. ; de quatre à sept, 20 centigr. ; de sept à dix, 25 centigr. ; de dix à quinze, 25 à 30 centigr.

La poudre de racine de scammonée s'emploie à dose double des précédentes.

La résine et *la racine de jalap* se prescriront aux mêmes doses que la résine et la racine de scammonée ; on n'oubliera pas que la résine constitue un médicament plus certain et plus actif que la poudre de racine et s'emploie toujours à doses moitié moindres.

Lait purgatif (Planche).

Résine de scammonée . . . . 0,25 centigr.
Sucre blanc . . . . 10 grammes.

Triturez ensemble et ajoutez peu à peu :

    Lait pur.   60   —
    Eau de laurier cerise .   .   2   —

En une seule fois pour un enfant de 8 à 12 ans.

Émulsion purgative (Codex).

    Résine de jalap . . . . . .   0,25 centigr.

Délayez dans la moitié d'un jaune d'œuf, ajoutez :

    Eau commune. . . . . . .   60 grammes.
    Sucre blanc.   15   —
    Eau de fleurs d'oranger. . .   5   —

A prendre en une fois.

Eau-de-vie allemande ou teinture de jalap composée (Codex).

    Jalap. . . . .   20 grammes.
    Turbith végétal   10   —
    Scammonée d'Alep   80   —
    Alcool à 60°   960   —

10 à 25 grammes chez l'adulte. Ce médicament drastique est rarement employé chez l'enfant auquel on pourrait le prescrire dans certains cas à la dose d'une à deux cuillerées à café.

Poudre purgative.

Poudre de jalap . . . . 0,10 centigr.
— de rhubarbe . . . . 0,05 —
— de cannelle . . . . 0,05 —

Mêlez. En une seule dose pour les enfants. (Bouchardat.)

Laxatif au podophyllin (Bouchut).

Podophyllin, ... 0,05 centigr.
Sirop de guimauve . . . . 95 grammes.
Cognac . . . . 5 —

A donner par cuillerées à café ; 1 ou 2 tous les 3 ou 4 jours. (Constipation des très petits enfants.)

Le séné, dont on emploie les feuilles et les follicules, est un purgatif désagréable à cause de son odeur et de son goût nauséeux ; il cause en outre des coliques ; pour empêcher celles-ci de se produire, on a proposé de se servir du séné épuisé par l'alcool.

Feuilles de séné 1
Alcool 4

F. macérer 2 jours, passez, faites sécher, pulvérisez.

Dosage des follicules et feuilles de séné ; — 4 à 8 grammes en infusion, mêler à du café noir ou du café au lait ; en lavement, 8 à 12 grammes.

Potion vermifuge (Pierq).

Séné	8
Café torréfié	4
Eau bouillante	90
Lait chaud.	90

Faire infuser 12 heures.

Le matin à jeun en une seule fois.

Médecine purgative au café.

Séné épuisé par l'alcool. . .	5 grammes.	
Sulfate de magnésie	15	—
Bon café torréfié	15	—

Faites bouillir quelques instants ces trois substances dans :

Eau	120 grammes.

Passez, ajoutez :

Sirop de sucre.	50 —

En une fois, chez un enfant de 10 à 15 ans.

Lavement purgatif.

Feuilles de séné	6 grammes.	
Sulfate de soude	8	—
Eau bouillante.	250	—

La rhubarbe est plus souvent prescrite comme stomachique que comme médicament purgatif. Dose purgative chez les enfants : 20 centigr. à 1 gramme.

Le sirop de chicorée ou *de rhubarbe composé*, très employé autrefois chez les jeunes enfants, contient par cuillerée à bouche les principes actifs de 1 gramme environ de rhubarbe.

Sirop de chicorée composé (Codex).

Rhubarbe de Chine	200
Racine sèche de chicorée	200
Feuilles sèches de chicorée	300
— de fumeterre	100
— de scolopendre	100
Baies d'alkékenge	50
Cannelle de Ceylan	20
Santal citrin	20
Sucre blanc	3000
Eau	q. s.

IV. — Purgatifs salins.

Magnésie calcinée. — De la naissance à deux ans, 1 gramme ; de deux à quatre ans, 2 grammes ; de quatre à sept ans, 3 grammes ; de sept à dix ans, 4 grammes ; de dix à quinze ans, 6 grammes ; adulte, 8 grammes.

Délayer dans du lait, de l'eau sucrée, ou une potion appropriée.

Carbonate de magnésie ou *Magnésie anglaise.* — S'emploie aux mêmes doses que la magnésie calcinée. Lorsqu'on voudra user de ces substances comme antiacides on les donnera à la dose de 0,10 centigrammes à 1 gramme.

Médecine de magnésie (Mialhe, Codex).

Magnésie calcinée	2 à 8 grammes.
Sucre	50 —
Eau	40 —
Eau de fleurs d'oranger . .	20 —

Broyez la magnésie avec l'eau, faites bouillir dans un poêlon d'argent, en agitant continuellement. Retirez du feu, ajoutez le sucre, puis l'eau de fleurs d'oranger; mêlez, et passez sur une passoire fine en facilitant l'opération au moyen d'une spatule d'argent.

Chocolat à la magnésie (Dorvault).

Magnésie calcinée	100
Chocolat	1000

Faites des tablettes de 30 grammes. Chacune contient 3 grammes de magnésie.

Voyez aussi le formulaire de la *Dyspepsie* et de *l'Entérite chronique.*

Citrate de magnésie. — Peut être prescrit chez les enfants âgés de plus de quatre ans sous forme de limonade.

Dosage : Quatre à sept ans, 8 à 10 grammes; sept à dix ans, 15 grammes; dix à quinze ans, 20 à 25 grammes.

Le *citrate de soude* et le *tartrate de soude* le remplacent très bien et s'emploient aux mêmes doses.

Limonade purgative (20 grammes de sel).

Acide citrique	11 grammes.
Magnésie carbonatée.	8	—
Sirop de limons. , ...	40	—
Eau	150	—

Pour obtenir la limonade gazeuse on remplace 2 grammes de carbonate de magnésie par 2 grammes de bicarbonate de soude que l'on introduit dans la bouteille au moment de la boucher. (Pour un enfant de 12 à 15 ans).

Limonade sèche au citrate de magnésie (Rogé, Codex).

Magnésie calcinée.	3 gr. 25.
Hydrocarbonate de magnésie .	3 grammes.
Acide citrique.	15	—
Sucre blanc . . . . . . ,	30	—
Alcoolature de zestes de citron.	0,50 centigr.

La dose indiquée ci-dessus représente 25 grammes de citrate de magnésie.

Limonade au tartrate de soude.

Acide tartrique . . . . . .   25 grammes.
Bicarbonate de soude . . .   25   —
Sirop de limons   60   —
Eau . . . .   q. s.

Pour remplir une bouteille dite à limonade.

Faire fondre l'acide tartrique dans quantité suffisante d'eau. Quand l'acide est fondu, ajouter le bicarbonate et le sirop de limons. Filtrer; au moment de ficeler, ajouter 3 à 4 grammes de bicarbonate de soude par bouteille.

La moitié de la dose précédente pour un enfant de 12 à 15 ans.

Tartrate de potasse et de soude (sel de Seignette). — Mêmes doses que le tartrate de soude.

Tartrate borico-potassique ou *Crème de tartre soluble.* Surtout employé comme laxatif, mêlé à d'autres substances.

Bitartrate de potasse (tartrate acide de potasse, crème de tartre); rafraichissant, diurétique, à la dose de 0,25 centigrammes à 2 grammes (8 à 15 ans). Peu usité comme purgatif.

Tartrate de potasse neutre (sel végétal). — 0,25 centigrammes à 1 gramme comme diurétique; 8 à 20 grammes comme purgatif. Peu usité.

Sulfate de magnésie. — Doses : de la naissance à

deux ans, 6 grammes; de deux à quatre, 10 grammes; de quatre à sept, 15 grammes; de sept à dix, 20 grammes; de dix à quinze, 25 grammes (Fonssagrives).

Le sulfate de soude et le *phosphate de soude* s'emploient aux mêmes doses que le sulfate de magnésie.

Potion purgative (Trousseau).

Sulfate de magnésie	15 grammes.
Infusion de café	100 —
Sirop de sucre	30 —

Le café atténue l'amertume du sulfate de magnésie. Pour un enfant de six à sept ans.

Poudre de Sedlitz (Planche).

Sulfate de magnésie en poudre	10 grammes.
Bicarbonate de soude . . .	3 —

Mêlez exactement.

D'autre part, dans un second paquet :

Acide tartrique en poudre . .	2 grammes.

Verser les deux paquets dans 200 grammes d'eau, et prenez au moment de l'effervescence.

Le *sulfovinate de soude* est un purgatif sans saveur désagréable; agit promptement; on le prescrit à doses moitié moindres de celles du sulfate de soude ou de magnésie. On doit toujours s'assurer de la pureté du produit, qui devient dangereux lorsqu'il contient de la baryte. (Il ne doit précipiter ni par le chlorure de baryum (acide sulfurique) ni par les sulfates solubles (baryte).

Dose : de sept à dix ans, 12 grammes ; de dix à quinze, 15 grammes ; adulte, 20 à 25 grammes.

Edulcorer avec du sirop de cerises ou de framboises.

Le *calomel* ou protochlorure de mercure rend de grands services comme purgatif et vermifuge dans la thérapeutique des enfants, qui le supportent très bien ; on le donne à la dose de 10 à 15 centigrammes, suivant l'âge de l'enfant ; on enrobe le médicament dans du miel, du chocolat, un pruneau ; on a fait des tablettes, des biscuits, des dragées à dosage variable que l'on trouve dans toutes les pharmacies.

Il faut éviter de donner le calomel avec les substances assez nombreuses qui le transforment en bichlorure, cyanure, biiodure, sels toxiques à petites doses, tous les acides (confitures ou sirops de groseilles, de cerises, etc.), les alcalis, les chlorures alcalins (bouillons ou aliments salés), les préparations contenant de l'essence d'amandes amères (eau de laurier cerise, looch, sirop d'orgeat), iode ou iodures. On a signalé des accidents d'intoxication par l'emploi simultané d'iodure de potassium à l'intérieur et d'insufflation de poudre de calomel sur la conjonctive.

PRÉPARATIONS OPIACÉES

—

Poudre d'opium brut. — S'emploie à dose double de l'extrait thébaïque.

Extrait d'opium. — **Extrait thébaïque** (Codex).

<pre>
Opium de Smyrne 1000
Eau distillée froide 12000
</pre>

Divisez l'opium en tranches minces, et traitez-le par les deux tiers de l'eau ; agitez souvent. Après vingt-quatre heures, passez et exprimez. Traitez le marc de la même manière, pendant douze heures, avec le reste de l'eau. Filtrez les liquides réunis, et évaporez-les au bain-marie en consistance d'extrait. Reprenez celui-ci par 10 parties d'eau froide, laissez déposer, filtrez et évaporez de nouveau en extrait ferme. Rendement 49/100e.

Dosage : dans la première année, 3 à 4 millig. ; dans la seconde année, 5 millig. ; de trois à cinq ans, 8 à douze millig. ; de cinq à sept ans, 1 à 1 centig. 1/2 ; de sept à douze, 2 centigrammes.

Teinture d'extrait d'opium. — Teinture thébaïque.

```
Extrait d'opium . . . . . . . . .     40
Alcool à 60°  . . . . . . . . . .    120
```

Faites dissoudre par macération et filtrez.

Contient le treizième de son poids d'extrait d'opium ; 4 grammes renferment 0,33 d'extrait d'opium.

S'emploie surtout à l'extérieur, en liniment ou sur des cataplasmes. On pourra le prescrire à l'intérieur, chez les enfants âgés au moins de 4 ans : 3 gouttes renferment à peu près 1 centigramme d'extrait thébaïque.

Laudanum de Sydenham (Codex) ou Vin d'opium composé.

```
Opium de Smyrne . . . . . . . .     200
Safran incisé . . . . . . . . . .    100
Cannelle de Ceylan . . . . . . . .    15
Girofles concassées  . . . . . . .    15
Vin de Grenache . . . . . . . . .   1600
```

Coupez l'opium en petits morceaux et faites-le macérer avec les autres substances dans le vin, pendant 15 jours, en agitant de temps en temps. Exprimez fortement et filtrez.

4 grammes de laudanum de Sydenham représentent 50 centig. d'opium ou 25 centig. d'extrait.

Chaque gramme contient 33 à 35 gouttes.

On le donnera chez les enfants aux doses suivantes : jusqu'à un an, 1 goutte; de un an à deux ans, 2 gouttes; jusqu'à trois ans, 3 gouttes; de cinq à huit ans, 3 à 6 gouttes.

Cette quantité ne devra jamais être administrée en une seule fois; on mettra les gouttes dans 100 grammes au moins d'eau sucrée ou de potion, dont l'enfant prendra une cuillerée à café de demi-heure en demi-heure. Aux premiers symptômes de somnolence ou de contraction des pupilles on cessera de donner le médicament.

Jamais, je le répète, on ne doit prescrire le laudanum à doses massives; avec une goutte de ce médicament administrée en une fois chez un enfant de moins d'un an, on pourrait voir se produire un empoisonnement.

Laudanum de Rousseau (Codex).

Opium de Smyrne	200
Miel blanc	600
Eau chaude	3000
Levure de bière fraîche	40
Alcool à 60°	200

Préparation du laudanum de Rousseau.

Divisez l'opium, faites le dissoudre dans l'eau chaude, ajoutez le miel, puis la levure. Mettez le tout dans un matras que vous exposerez à une température constante de 25 à 30°, jusqu'à ce que la fermentation soit terminée. Filtrez, évaporez au bain-marie, jusqu'à ce que la liqueur pèse 600 grammes Laissez refroidir, ajoutez l'alcool, et après 24 heures filtrez de nouveau.

4 grammes de laudanum de Rousseau représentent 1 gramme d'opium ou 50 centig. d'extrait d'opium. Beaucoup de personnes trouvent le goût du laudanum de Sydenham très désagréable; on pourrait dans ce cas prescrire le laudanum de Rousseau, à dose moitié moindre, une goutte du laudanum de Rousseau équivalant à deux gouttes du laudanum de Sydenham.

Gouttes noires anglaises.

Opium de Smyrne	100
Acide acétique cristallisé	60
Eau distillée	540
Safran	8
Muscades	25
Sucre	50

4 grammes de gouttes noires représentent 2 grammes d'opium ou un gramme d'extrait.

Ce médicament énergique ne devra pas être prescrit chez les enfants; une goutte noire équivaut à environ quatre gouttes du laudanum de Sydenham.

Teinture d'opium camphrée ou Elixir parégorique
(Codex).

Extrait d'opium	3
Acide benzoïque	3
Huile volat. d'anis	3
Camphre	2
Alcool à 60°	650

Faites macérer huit jours ; filtrez. — 4 grammes représentent 2 centigrammes d'extrait d'opium.

Dosage : enfant de moins de 1 an, 2 à 8 gouttes ; de 1 an à 2 ans, 5 à 15 gouttes ; de 3 à 4 ans, 15 à 25 gouttes ; enfant de 5 ans, 1 à 2 grammes.

Ces cinq dernières préparations pourront être utilisées dans la thérapeutique des enfants ; on réservera la teinture thébaïque pour l'usage externe chez les plus jeunes enfants ; le laudanum de Rousseau et les gouttes noires anglaises, à cause de leur activité, ne seront employés que chez les enfants de 8 à 10 ans au moins. En prenant pour base de dosage le laudanum de Sydenham on peut établir le tableau suivant :

1 goutte de laudanum de Sydenham équivaut à :

1/4 goutte de vinaigre anglais ou gouttes noires.

1/2 goutte de laudanum de Rousseau.

3/4 goutte de teinture thébaïque.

12 à 13 gouttes d'élixir parégorique.

Ce tableau montre que c'est l'élixir parégorique qui

offre les plus grandes facilités de dosage; on devra donc le préférer toutes les fois qu'on voudra donner de l'opium aux très jeunes enfants.

Electuaire diascordium (Codex).

Feuilles sèches de scordium	60
Fleurs de rose rouge	20
Racine de bistorte	20
— de gentiane	20
— de tormentille	20
Semences d'épine-vinette	20
Gingembre.	10
Poivre long.	10
Cannelle de Ceylan	40
Dictame de Crète	20
Benjoin en larmes	20
Galbanum	20
Gomme arabique.	20
Bol d'Arménie préparé	80
Extrait d'opium	10
Miel rosat	1300
Vin de Grenache	200

1 gramme contient environ 6 millig. d'extrait d'opium. Dosage : à partir de 2 ans, 0 gr. 50 à 2 grammes; après 10 ans, 3 à 4 grammes. A première vue cette formule paraît bizarre, autant à cause du grand nombre de substances qui entrent dans sa composition que des propriétés tout à fait opposées de la plupart d'entre elles. Mais il y a un fait indéniable : c'est que 2 centigrammes, je suppose, d'extrait d'opium administré dans de l'eau ou absorbé pur auront bien moins

d'action que la même quantité d'extrait thébaïque contenue dans le diascordium. On a donné de ces faits plusieurs explications. Les uns ont dit : toutes les fois que l'on veut obtenir le maximum d'effet de l'opium il faut le mêler à des substances excitantes. Les anciens avaient déjà fait sans doute cette remarque que l'opium mélangé à du vin capiteux ou à des substances aromatiques agissait beaucoup mieux que s'il était donné avec des émollients ou des calmants ; voilà pourquoi dans toutes leurs préparations opiacées complexes on retrouve du vin, du vinaigre, du safran, du gingembre, du poivre, de la muscade, etc.; ce ne sont pas là des antidotes, comme on pourrait le croire tout d'abord, mais bien des adjuvants de l'o-pium.

M. le professeur Potain a donné une autre explica-tion de l'action du diascordium; pour lui, ce médica-ment est bon dans les cas de diarrhée par exemple, parce qu'il se trouve mélangé à des substances inertes et insolubles qui transportent l'opium jusque dans les dernières portions de l'intestin ; l'extrait thébaïque, au lieu d'être absorbé immédiatement par l'estomac, comme lorsqu'il est administré sous forme de sirop ou de pilules ordinaires, passe dans l'intestin grêle et même dans le gros intestin; de ce mode d'action vient l'utilité de cette préparation chez les tuberculeux affectés de diarrhée causée par les ulcérations intes-tinales; on pourra obtenir des effets remarquables du diascordium alors que les pilules d'extrait thébaïque auront échoué.

Bien que, d'une façon générale, je repousse la polypharmacie, je crois utile de conserver le diascordium dans notre arsenal thérapeutique, car la clinique prouve que ce médicament compliqué a sa raison d'être ; j'en dirai autant de la *thériaque*, préparation renfermant une soixantaine de substances ; 4 grammes de thériaque contiennent environ 5 centigrammes d'opium brut ou 25 milligrammes d'extrait.

SIROPS A BASE D'OPIUM

Sirop thébaïque, sirop d'opium (Codex).

Extrait d'opium	2
Eau distillée	8
Sirop de sucre.	990

20 grammes contiennent 4 centigrammes d'extrait d'opium.

Dosage : 5 grammes (1 centigr. d'extrait) chez un enfant de 5 ans ; 10 grammes chez un enfant de 10 à 12 ans. Cette préparation doit toujours être donnée à [...] s fractionnées ; on doit éviter de la prescrire aux très jeunes enfants.

Sirop de karabé (Codex).

Sirop d'opium	100 grammes.
Teinture de succin	0,50 centigr.

Même dosage que le sirop thébaïque.

Sirop diacode (Codex).

```
Extrait d'opium  . . . . . .    0,50 centigr.
Eau distillée.   . . . . . .    4,50
Sirop de sucre . . . . . .      995
```

20 grammes contiennent 1 centigramme d'extrait d'opium.

Dosage : première année, 5 grammes ; deuxième année, 10 grammes ; troisième année, 15 grammes ; cinquième, 20 grammes.

Le sirop ne doit jamais être donné pur car on pourrait voir se produire des phénomènes d'intoxication ; on mettra la dose indiquée ci-dessus dans une potion de 90 à 120 grammes dont on fera prendre une cuillerée à café de demi-heure en demi-heure.

Sirop de pavot blanc (Codex).

```
Extrait de pavot blanc . . . .   10 grammes.
Alcool à 60°.   . . . . . . .    30    —
Eau distillée  . . . . . . .    340    —
Sucre blanc.    . . . . . . .   630    —
```

10 grammes de ce sirop contiennent 0,10 centigr. d'extrait.

S'emploie aux mêmes doses que le sirop diacode ; c'est d'ailleurs un médicament infidèle, car la quantité d'opium contenue dans les têtes de pavot varie suivant l'époque de la récolte et les endroits où la plante s'est développée.

Sirop de chlorhydrate de morphine (Codex).

Chlorhydrate de morphine . .	0,05 centigr.
Eau distillée.	2 grammes.
Sirop de sucre incolore . . .	98 —

20 gr. de sirop contiennent 1 centigr. de chlorhydrate de morphine.

Ce sirop ne doit pas être employé chez les enfants âgés de moins de cinq ans. La morphine étant environ 7 à 8 fois plus active que la même dose d'extrait gommeux d'opium, 3 grammes de sirop de chlorhydrate de morphine équivalent à un centigr. d'extrait d'opium.

Une cuillerée à café (5 grammes) du sirop renferme 25 décimilligr. de chlorhydrate de morphine équivalant à 1 centigr. 1/2 environ d'extrait d'opium. De 5 à 7 ans on pourra donner une cuillerée à café de ce sirop; vers douze ans, 2 cuillerées à café, équivalant à 5 milligr. de morphine; toujours bien entendu à doses fractionnées.

Sirop de codéine (Codex).

Codéine pulv.	0,20 centigr.
Eau distillée	34 grammes.
Sucre très blanc	66 —

20 gr. contiennent 4 centigr. de codéine ; une cuille-rée à café (5 grammes) 1 centigramme.

Dosage : à partir de deux ans, 5 grammes en potion ; de quatre ans, 10 grammes ; 8 ans, quinze grammes. Si l'on prescrit la codéine en nature il faudra diminuer la dose et ne la donner que par demi centigr. à la fois chez les enfants de 8 à 10 ans.

Telles sont les préparations opiacées que l'on pourra employer chez les enfants ; les unes, telles que le lau-danum de Sydenham, l'élixir parégorique peuvent être prescrites à des enfants à la mamelle ; les autres parmi lesquelles le sirop de morphine, le sirop thébaïque, les gouttes noires anglaises, ne doivent jamais être don-nées aux jeunes enfants.

Sirop de narcéine (Soc. de pharmacie).

Narcéine 1
Eau acidulée par acide chlorhydrique à
   1,16 de densité. 6 grammes par litre. . 100
Sucre blanc concassé 650
Eau. 250

20 gr. contiennent 2 centigr. de narcéine.

Un peu moins toxiques que la morphine, la narcéine peut s'employer à dose intermédiaire entre la codéine et la morphine. — Inusitée.

Pilules de cynoglosse (Codex).

Extrait d'opium. 10
Poudre de semences de jusquiame . . . 10

```
Poudre   d'écorces de rac. de cynoglosse  .   10
  —       de myrrhe .  .  .  .  .  .  .  .   15
  —       d'oliban .  .  .  .  .  .  .  .  .  12
  —       de safran  .  .  .  .  .  .  .  .    4
  —       de castoreum  .  .  .  .  .  .  .    4
Sirop de miel .  .  .  .  .  .  .  .  .  .  35
```

Une pilule de 10 centigr. renferme 1 centigr. d'extrait d'opium. C'est une excellente préparation à employer chez les adultes ou les adolescents ; mais elle renferme une trop grande proportion d'opium pour pouvoir être prescrite chez les jeunes enfants.

Poudre de Dover ou Poudre d'Ipécacuanha opiacée (Codex).

```
Poudre d'azotate de potasse .  .   ⎰ àà 40 gr.
  —     de sulfate de potasse.  .   ⎱
Poudre d'ipécacuanha .  .  .  .  .  ⎰ àà 10 gr.
Opium offic. séché et pulv. .  .  .  ⎱
```

1 gramme contient 10 centigr. d'opium environ ou cinq centigr. d'extrait d'opium. La poudre de Dover du précédent Codex renfermait presque le double d'extrait d'opium.

20 centigr. de cette poudre renfermant 1 centigr. d'extrait thébaïque pourront être donnés à un enfant de quatre ans en plusieurs doses.

Très bonne préparation qui trouve souvent son emploi, seule ou mêlée à d'autres médicaments, dans la thérapeutique infantile.

Pâtes pectorales diverses.

100 grammes de pâte de lichen du Codex renferment 2 centigr. environ d'extrait thébaïque ; 100 gr. de pâte pectorale, 2 centigr. 1/2 ; 100 gr. de pâte de réglisse brune, 2 centig. 1/2. Ces préparations ne sont donc pas aussi anodines qu'on le pense généralement et leur emploi doit être surveillé chez les enfants en bas âge.

Dosage des préparations opiacées du Codex.

En prenant comme unité de dosage 5 milligr. d'extrait thébaïque (dose moyenne pour un enfant de deux ans), on peut établir le tableau suivant :

0 gr. 005 milligr. d'extrait thébaïque sont représentés par :

0 gr. 0007 décimilligr. de morphine.

0 gr. 003 milligr. de codéine.

0 gr. 01 centigr. d'opium brut.

0 gr. 02 — de gouttes noires anglaises.

0 gr. 04 — de laudanum de Rousseau.

0 gr. 06 — de teinture thébaïque.

0 gr. 08 — de laudanum de Sydenham.

0 gr. 05 — de masse de cynoglosse.

0 gr. 10 — de poudre de Dover.

0 gr. 80 — de thériaque.

0 gr. 83 centigr. de diascordium.

1 gr. 00   —   d'élixir parégorique.

1. gr. 50   —   de sirop de chlorhydr. de morph.

1 gr. 70   —   de sirop de codéine.

2 gr. 50   —   de sirop d'opium ou de karabé.

10 gr. 00   —   de sirop diacode.

10 gr. 00   —   de sirop de pavot blanc.

PREMIÈRE CLASSE

—

MALADIES DES VOIES DIGESTIVES ET DES ORGANES ABDOMINAUX

CHAPITRE Ier

MALADIES DE LA BOUCHE.

§ 1. — Muguet.

Étiologie. — Affection parasitaire et contagieuse produite par un champignon, *l'oïdium albicans.*

L'oïdium ne se développe que dans une *bouche acide* ; lorsque l'enfant est vigoureux, le muguet disparaît assez facilement ; il n'en est plus de même lorsque la dénutrition est très prononcée (athrepsie, maladies aiguës graves, cachexie). Le muguet est alors d'un pronostic sérieux et tend à prendre un grand développement.

Prophylaxie. — 1° S'opposer à la contagion par l'isolement et l'emploi des alcalins ; 2° combattre l'acidité de la bouche en évitant dans l'alimentation tout ce qui peut fermenter facilement (sucre, miel, fécule), et faire usage des alcalins ; 3° veiller à la nutrition de l'enfant et s'opposer par tous les moyens possibles à l'autophagie.

FORMULAIRE

Si la nourrice a deux nourrissons, lui recommander d'adopter un sein pour chaque enfant. Avant et après les tétées, laver le mamelon et la bouche de l'enfant avec de l'eau de Vichy.

Dans le cas d'allaitement au biberon, laver celui-ci et tous ses accessoires avec de l'eau chaude renfermant quelques cristaux de soude.

Enlever le plus possible des touffes du parasite avec un linge sec et employer un des collutoires alcalins :

```
Borate de soude  . . . . .   10 grammes.
Miel rosat . . . . . . . .   10    —
```

Vogel repousse l'usage du miel employé comme véhicule ; les résultats pratiques lui donnent tort. (Damaschino.)

Autre formule :

```
Bicarbonate de soude . . .   4 grammes.
Borate de soude . . . . .    4    —
Glycérine neutre . . . . .   10    —
```

Les antiparasitaires : l'acide borique, l'acide salicylique, l'eau oxygénée (Damaschino), sont également utiles ; les collutoires au sublimé doivent être réservés pour les adultes.

§ 2. — Dentition.

La sortie des dents est souvent cause de phénomènes que l'on peut diviser en deux catégories : symptômes locaux de stomatite avec aphthes et abondante salivation ; symptômes généraux d'ordre réflexe apparaissant surtout chez les enfants nerveux et irritables : rougeurs et éruptions cutanées, convulsions, congestions pulmonaires ou bronchiques, diarrhée.

Ces derniers accidents sont fréquents au moment de la dentition ; cependant il ne faut jamais les considérer comme liés à la sortie des dents, sans avoir recherché avec soin s'ils n'auraient pas une autre origine. On n'est que trop encouragé par l'entourage du petit malade à mettre toutes les indispositions sur le compte de la dentition. « Ce sont les dents », explication par trop commode qui a souvent le grave inconvénient de détourner l'attention des véritables causes de la maladie. Les inflammations du tube digestif et les affections cutanées ont souvent pour origine une mauvaise alimentation ; alors même qu'elles apparaîtraient au moment de la sortie des dents, on recherchera si rien dans la nourriture de l'enfant ne peut pas être la cause du malaise et l'on modifiera, s'il y a lieu, le régime alimentaire.

Lorsque la douleur ou l'irritation au niveau des

dents amène, par action réflexe, des convulsions ou des congestions du côté des organes thoraciques ou abdominaux, on voit souvent ces affections persister, malgré tous les traitements, tant que les dents ne sont pas sorties, et disparaître ensuite très rapidement.

J'ai remarqué plusieurs fois que lorsqu'il y a des irrégularités dans l'ordre de sortie des dents, on voit apparaître des indispositions chez l'enfant ; il y a là un signe de difficulté dans la dentition qui ne doit pas être négligé par le praticien.

L'époque de l'apparition des dents est très variable ; certains enfants ont leur première dent à trois ou quatre mois, quelquefois même plus tôt ; d'autres à un an ne l'ont pas encore ; en général, elle sort vers l'âge de 7 à 9 mois.

Les deux premières dents qui percent sont les deux incisives centrales inférieures ; un mois à six semaines après, sortent les quatre incisives supérieures, à quelques jours d'intervalle l'une de l'autre. Après la sortie de ces six dents existe généralement un assez long repos ; les dents suivantes apparaissent deux mois, quelquefois même six mois après ; les deux incisives latérales inférieures et les quatre premières molaires sont les dents qui composent le troisième groupe d'évolution.

Les canines se montrent ensuite ; ces dents, qui sortent entre les incisives [illegible] les et les petites molaires,

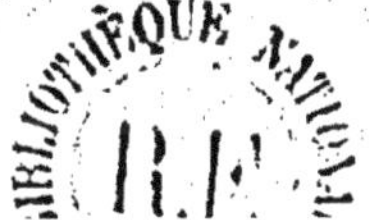

n'ont souvent pas une place suffisante pour se développer complètement au dehors ; ce sont ces dents qui
provoquent le plus souvent des accidents sympathiques
du côté des centres nerveux.

Après un nouveau temps d'arrêt sortent les quatre
grosses molaires qui complètent la première dentition ;
celle-ci évolue en moyenne dans l'espace de vingt-quatre à trente mois, commençant à sept ou huit mois
pour se terminer au milieu ou à la fin de la troisième
année ; elle comprend 20 dents. Ces dents, appelées
dents caduques, dents de lait, tombent de 7 à 9 ans
pour être remplacées par des dents dites permanentes,
au nombre de trente-deux ou vingt-huit, si, ce qui n'est
pas rare, les quatre dents de sagesse ne sortent pas.

FORMULAIRE

Collutoire de dentition.

Miel blanc	20 grammes.
Borate de soude	0,50 centigr.
Laudanum	V gouttes.

Autre :

Miel rosat	20 grammes.
Laudanum	V gouttes.
Chlorate de potasse	0,50 centigr.

Autre :

Sirop de safran	20 grammes,
Sirop diacode	5 —

Autre :

Sirop de guimauve	15 grammes.
Sirop de safran.	15 —
Eau distil. de laurier-cerise. .	5 —

Glycérolé de safran chloroformé (Debout).

Chloroforme	1 gramme.
Alcoolé de safran	1 —
Glycérine	30 —

Collutoire au chlorhydrate de cocaïne.

Chlorhydrate de cocaïne. . .	0,10 centigr.
Sirop de miel	10 grammes.
Teinture de safran . . .	V gouttes.
Chloroforme	

En frictions sur les gencives.

§ 3. — Stomatite ulcéro-membraneuse.

La stomatite ulcéro-membraneuse est, sinon un zona des nerfs maxillaires, tout au moins une éruption qui, comme le zona, paraît exactement limitée au nerf sous-jacent. On voit, en effet, des stomatites ulcéro-membraneuses unilatérales très confluentes s'arrêter juste à la partie médiane, entre les deux incisives centrales. Dans d'autres cas (j'en ai vu moi-même un exemple), l'éruption reste localisée d'un seul côté, à une seule mâchoire, supérieure ou inférieure.

De plus, l'éruption n'a aucune tendance à envahir les régions desservies par d'autres nerfs, le palais, le plancher de la bouche ou la langue, par exemple; par contre, les joues, innervées par le nerf buccal, branche du trijumeau, sont le plus souvent le siège d'ulcérations analogues.

Comme dans le zona, nous voyons en outre l'éruption débuter par une vésicule et avoir sa prédominance dans tous les points où se trouvent les principaux rameaux nerveux.

De plus, comme le zona, la stomatite est épidémique et contagieuse et apparaît surtout chez les personnes qui ont des ulcérations buccales qui facilitent l'inoculation de l'affection (période de la deuxième dentition, de l'éruption de la dent de sagesse).

1° Administrer à l'intérieur le chlorate de potasse qui est un véritable spécifique de la stomatite ulcéro-membraneuse. (J. Bergeron.)

2° Modifier les parties ulcérées par des topiques. M. le D' Sevestre recommande l'emploi de l'iodoforme.

3° Tonifier le malade.

4° Isoler celui-ci pour empêcher la contagion.

Potion au chlorate de potasse.

Eau distillée	60 grammes.
Sirop de menthe	30 —

Chlorate de potasse .   .   1 gr. 20 jusqu'à 1 an.
                             2 gr. de 2 à 3.
                             6 à 8 pr les adultes.

Je crois devoir rappeler les doses de chlorate de potasse que l'on ne peut dépasser sans inconvénient ; c'est un médicament dont on a usé beaucoup et même abusé depuis quelques années ; aussi plusieurs empoisonnements (quelques-uns même ayant entraîné la mort) ont-ils été signalés dans ces dernières années.

Tablettes de chlorate de potasse (Codex).

Chaque tablette représente 10 centigr. de chlorate de potasse. Laissez fondre la pastille dans la bouche.

Toucher les ulcérations avec le crayon de nitrate d'argent, le perchlorure de fer étendu ou l'un des collutoires suivants :

Eau de chaux . . . .   45 grammes.
Teinture de myrrhe   8   —
Miel rosat   8   —
                                 .   (Gallois.)

Autre collutoire :

Hypochlorite de chaux liquide.   8 grammes.
Eau distillée. 10   —
Sirop de mûres.   12   —

Collutoire chlorhydrique.

Acide chlorhydrique (22° B.) .   2 grammes.
Mellite simple   25   —

Très caustique. Toucher les parties malades au moyen d'un pinceau de charpie trempé dans le médicament, 1, 2 ou 3 fois par jour.

Lorsque l'enfant peut se gargariser, on se servira d'une des solutions :

Gargarisme antiseptique (Jeannel).

```
Chlorate de potasse  . . . .   10 grammes.
Eau  . , . . . . . . .        250    —
Mellite de roses  , . . . . .   50    —
Acide chlorhydrique . . . .      2    —
```

Gargarisme au chlorate de potasse (Jaccoud).

```
Chlorate de potasse  . . . .    6 grammes.
Alcoolature de cochléaria . .   30    —
Sirop de quinquina  , . . .     60    —
Décoction de quinquina . . .   250    —
```

Se gargariser toutes les 2 ou 3 heures.

Gargarisme au chlorate de potasse (Codex).

```
Chlorate de potasse . . . .      5 grammes.
Eau distillée . . . . . . .    250    —
Sirop de mûres. . . . . . .     50    —
```

§ 4. — Aphthes.

On désigne actuellement sous le nom d'aphthes des ulcérations de la bouche d'origine et de nature différentes que l'on peut classer de la façon suivante :

1° *Ulcérations palatines des athrepsiques.* (Ces ulcération, qui coïncident souvent avec le muguet, sont dues à la dénutrition générale; elles disparaissent spontanément quand l'enfant cesse de dépérir).

2° *Aphthes vrais*, qui ne sont pas autre chose que l'herpès fébrile de la cavité buccale. Ils peuvent affecter la forme discrète ou confluente et s'accompagner d'une éruption d'herpès en d'autres points du corps.

3° *Hémiglossite aphtheuse*, constituée par le zona du nerf lingual.

4° *Ulcérations diverses* qui sont sous la dépendance d'un état général ou sont le résultat de la propagation à la muqueuse buccale d'affections cutanées inoculables (eczéma, impetigo contagiosum, acné inoculable, impetigo herpétiforme des auteurs allemands, ecthyma.)

On doit écarter, pour l'allaitement des nourrissons, les vaches ou chèvres atteintes de la cocotte ou stomatite aphtheuse. Bien que je sois convaincu, contrairement à l'opinion exprimée récemment par M. le docteur David, que le lait ne suffit pas pour transmettre la maladie, cette prohibition cependant est nécessaire; dans la grande majorité des cas en effet, la stomatite aphtheuse des bestiaux s'accompagne d'une éruption vésiculeuse analogue sur les mamelles, éruption dont le contenu, mélangé au lait, peut transmettre la maladie.

Le lait n'est donc pas infectieux par lui-même; il ne le devient qu'autant qu'il renferme des débris des vésicules d'herpès des mamelles; cette distinction, négligeable au point de vue prophylactique, est très importante. La contagion de la fièvre aphtheuse par le lait étant ainsi comprise, je puis répéter ce que j'ai déjà dit : La fièvre aphtheuse ou herpétique n'est pas une maladie infectieuse généralisée; comme le zona, c'est une maladie infecto-contagieuse qui paraît toujours se localiser dans certaines régions que l'on peut préciser.

S'il y a de l'embarras gastrique, on donnera un purgatif ou vomitif.

Collutoire :

Borate de soude	4 grammes.
Teinture de benjoin	4 —
Sirop de framboises	40 —

A l'aide d'un pinceau trempé dans ce collutoire, on touchera les parties malades 5 à 6 fois par jour.

Autre collutoire :

Sulfate d'alumine et de potasse	4 grammes.
Teinture de cachou	4 —
Miel rosat	30 —

Employer de la même façon que le précédent.

Liqueur contre les aphthes (Swédiaur).

Borax en poudre	2 gr. 50
Eau de roses	10 grammes.
Miel rosat.	20 —
Teinture de myrrhe	10 —

Toucher les aphthes avec un pinceau imbibé de cette liqueur.

Gargarisme à l'acide salicylique.

Acide salicylique	2 grammes.
Alcool :	q. s.
Eau	200 grammes.

On pourra également toucher les ulcérations avec un cristal de sulfate de cuivre ou le crayon de nitrate d'argent.

§ 5. — Noma. — Gangrène de la bouche.

Traitement général tonique.
Cautérisation au thermo-cautère, au fer rouge.

FORMULAIRE

La poudre de charbon, la liqueur de Labarraque pourront être employées utilement.

On pourra toucher les plaques gangrenées avec un des collutoires :

           Acide chlorhydrique . . . . .   1 gramme.
           Miel rosat   25   —
           Sirop de mûres   20   —

Ou bien :

           Acide sulfurique dilué au 10°. .   5 grammes.
           Miel rosat   25   —

Si l'enfant peut se gargariser, on pourra faire usage d'un des gargarismes :

Gargarisme antiseptique.

           Acide phénique . . . .   1 gramme.
           Glycérine   50   —
           Eau distillée   150   —

pour gargarismes, lotions ou injections.

Gargarisme antiseptique (Guibourt).

           Quinquina concassé . . . . .   8 grammes,
           Eau commune   250   —

Faites bouillir pendant 5 minutes, passez; ajoutez :

           Alcool camphré . . . . . .   1 gramme.
           Eau de Rabel . . . .   1 à 4 gr.
           Mellite de roses . . . . .   30 grammes.

§ 6. — Stomatite mercurielle.

1º *Prophylaxie.* — La stomatite mercurielle (qui apparaît le plus souvent chez des individus dont les gencives sont mal entretenues, tuméfiées par l'irritation du tartre et de dents cariées), est très rare chez les jeunes enfants; le meilleur moyen de l'éviter sera de surveiller les gencives de tout malade soumis à une médication et surtout à des frictions mercurielles; les dents cariées ou le tartre devront être enlevés, le malade se frottera les gencives et se rincera la bouche avec une eau ou une poudre dentifrice.

Poudre dentifrice (E. Vidal).

Poudre de quinquina. . . .   15 grammes.
Poudre de ratanhia   5   —

Se frotter les gencives 5 ou 6 fois dans la journée pendant le traitement mercuriel.

Donner de temps à autre du chlorate de potasse à l'intérieur, à la dose de 1 à 4 grammes suivant l'âge.

2º *Maladie confirmée.* — On emploiera, pendant la période inflammatoire, des gargarismes ou collutoires émollients; plus tard les astringents; s'il y a des ulcérations, on les touchera avec le nitrate d'argent, l'acide chlorhydrique étendu, le perchlorure de fer.

Pendant toute la durée du traitement, pastilles de chlorate de potasse (5 à 40 par jour) ou la potion :

Julep gommeux . . . . . . 125 grammes.
Chlorate de potasse . . . . . 1 à 4 gr.

Limonade chlorhydrique.

Acide chlorhydrique D. 1,18, 22° B.   1 à 3 gr.
Sirop de limon . . . . 100 grammes.
Eau . . . . q. s. p^r 1 litre.

Comme boisson ordinaire des malades.

TOPIQUES ET GARGARISMES DIVERS

Mellite au chlorure de chaux (Bouchut).

Chlorure de chaux . . . . . 2 grammes.
Miel . . . . 20 —

Gargarisme à l'acide chlorhydrique (Ricord).

Eau distillée de laitue . . . 200 grammes.
Acide chlorhydrique pur . . . 1 —
Miel rosat. . . . . 50 —

L'acide chlorhydrique fumant, porté sur les ulcérations des gencives et de la langue, est plus efficace (Ricord). Il faut éviter de toucher les dents.

Collutoire détersif.

```
Miel rosal  .  .  .  .  .  .  .  .   30 grammes.
Eau de Rabel .  .  .  .  .  .  .    3   —
```

pour toucher les gencives ramollies.

Solution iodée (Boinet).

```
Teinture d'iode .  .  .  .  .  .  .  10 à 20 gr.
Tannin.  .  .  .  .  .  .  .  .  .   1 gramme.
Eau distillée .  .  .  .  .  .  .   250   —
```

pour toucher les gencives.

Solution contre la stomatite mercurielle (Gosselin).

```
Chlorate de potasse.  .  .  .  .  .   4 grammes.
Laudanum de Sydenham  .  .   1   —
Hydrolat de laurier-cerise  .  }  15   —
Eau distillée .  .  .  .  .  .  .  }
```

Tremper des plumasseaux de charpie dans ce mélange, et les introduire dans les gouttières gingivales, en haut et en bas. Le malade les garde plusieurs heures par jour, et les renouvelle deux ou trois fois.

§ 7 — Stomatite simple ou érythémateuse.

Employer un des collutoires ou gargarismes indiqués pour l'angine catarrhale; éviter les médicaments acides ou astringents dans la première période, pendant laquelle on n'emploiera que des émollients.

La première et la seconde dentition, la carie dentaire, la malpropreté de la bouche, l'accumulation du tartre, l'ingestion de liquides bouillants, les inflammations gastro-intestinales par mauvais régime alimentaire, sont ses causes principales; l'hygiène jouera donc un grand rôle dans la guérison de cette maladie inflammatoire.

CHAPITRE II

MALADIES DU PHARYNX

§ 1. — Angine catarrhale aiguë.

Dans la première période de la maladie, on emploiera les émollients; dans la seconde, des médidaments astringents. Chez les enfants trop jeunes pour pouvoir se gargariser, on prescrira des collutoires.

Gargarisme émollient du Codex.

Miel blanc	50 grammes.
Orge mondé	5 —
Eau distillée.	250 —

Gargarisme émollient.

Décoction de racine de guimauve	200 gramm.
Sirop de miel	50 —

Autre :

Figues grasses	50 grammes.

Faire bouillir dans

Lait	500 grammes.

Autre :

Décoction d'orge . . . . 200 grammes.
Sirop diacode . . . . 50 —

Gargarisme astringent (Jeannart).

Tannin . . . . 2 grammes.
Miel rosat . . . . 50 —
Eau distillée . . . . 10 —
Eau distillée de roses . . . . 50 —

Gargarisme astringent du Codex.

Pétales secs de rose rouge . . 10 grammes.
Eau distillée bouillante . . . 250 —
Sulfate d'alumine et de potasse. 5 —
Miel rosat. . . . . 50 —

Gargarisme astringent.

Infusion de roses de Provins . 250 grammes.
Sirop de mûres . . . . 50 —
Borate de soude. . . . . . . 8 —

Dans l'angine catarrhale avec acidité très marquée des mucosités, le bicarbonate de soude soulage beaucoup le malade.

§ 2. — Amygdalite aiguë.

Même traitement que pour la stomatite et angine catarrhale aiguë; première période : émollients; deuxième période : astringents. Gargarismes et pulvérisations tièdes; dans la période de réparation (borate de soude, alun, tannin, etc.). Chez les enfants, collutoires employés avec prudence; mieux vaut ne rien faire que de risquer de produire des ulcérations dans la gorge, ce qui arrive quelquefois lorsque l'enfant se débat et résiste aux personnes qui veulent employer les médicaments. Contre l'embarras gastrique concomitant, purgatifs salins ou vomitifs. Le gaïac est considéré en Angleterre comme un spécifique de cette inflammation.

§ 3. — Angine herpétique *(angine couenneuse commune des anciens auteurs).*

L'angine herpétique n'est pas toujours de même nature; on doit en distinguer trois variétés, suivant les nerfs qui sont le point de départ de l'éruption (Albert Veillard) :

1° *Angine herpétique par éruption vésiculeuse* dans une région desservie *par le pneumo-gastrique;* cette angine, très souvent bilatérale, n'est qu'un des symptômes de la fièvre herpétique. Elle coïncide fréquemment avec de l'herpès naso-labial, des aphthes, de l'herpès de la trompe d'Eustache ou de la caisse moyenne, de l'herpès de la cornée ou des paupières, de l'herpès génit.'. M. le docteur Fernet a publié une observation où il y avait tout à la fois pneumonie franche, angine herpétique, herpès naso-labial, herpès génital et zona thoracique.

Cette angine a une grande tendance à récidiver et à procéder par poussées successives.

La fièvre herpétique est une maladie contagieuse. Cette angine, malgré la gravité apparente des symptômes généraux et locaux, guérit toujours spontanément.

2° Eruption vésiculeuse par *zona du glosso-pharyngien*; le plus souvent unilatérale, elle ne s'accompagne pas de l'ensemble symptomatique qui constitue la fièvre herpétique.

3° Eruption vésiculeuse par *zona des rameaux palatins du trijumeau*. Cette angine, localisée aux piliers antérieurs et à la partie postérieure du voile du palais, peut s'accompagner d'une éruption de zona sur les autres régions desservies par le trijumeau (zona ophthalmique, sous-orbitaire, etc.) Obs. Ollivier.

Première période. — Médicaments anti-pyrétiques contre la fièvre et émollients comme traitement local.

Deuxième période. — Acides légers (jus de citron, acide tartrique ou citrique au 1/10°).

Troisième période. — Astringents.

Ne pas chercher à enlever les fausses membranes; on obtiendrait une surface ulcérée très douloureuse, alors que la présence de la fausse membrane ne présente aucun inconvénient.

§ 4. — **Angines phlegmoneuses** *(abcès péri-amygdaliens et rétro-pharyngiens).*

Au début, même traitement que pour l'angine catarrhale aiguë ou l'amygdalite; quand l'abcès péri-amygdalien est formé, on peut l'inciser avec un bistouri garni dans les trois quarts de son étendue avec un ruban ou du sparadrap, en suivant l'axe de la cavité buccale. Dans bien des cas il est impossible de voir à quel endroit doit s'ouvrir l'abcès, et préférable de laisser celui-ci percer spontanément. Mais dans les cas d'abcès rétro-pharyngien il faut toujours inciser le plus tôt possible; c'est le meilleur moyen d'empêcher des accidents graves de se produire. En attendant l'ouverture du foyer, on fera des scarifications qui diminuent l'œdème et soulagent le malade.

Si des accidents pyohémiques sont à craindre, on instituera une médication tonique et l'on pratiquera en même temps des pulvérisations antiseptiques (eucalyptus, thymol, acide borique, salicylique, eau de goudron, etc.).

§ 5. — **Angine granuleuse.**

Astringents énergiques ou cautérisations des granulations avec le nitrate d'argent, l'iode, l'acide phénique au 1/10ᵉ, le galvanocautère, une solution de chlorure

de zinc au 1/10°, etc. Pulvérisations d'eaux minérales : Saint-Honoré, Cauterets, Eaux-Bonnes, Enghien,
Mont-Dore, etc., d'eau de goudron.

Glycérine iodée.

Teinture d'iode.	4 grammes.
Glycérine	12 —

Glycérine iodo-phéniquée (Mandl).

Iode	1 gramme.
Iodure de potassium	2 —
Acide phénique	1 —
Glycérine	100 —

Toucher les granulations une ou deux fois par jour.

On pourra employer le mélange suivant, pur ou
étendu de deux ou trois fois son poids d'eau, soit en
gargarisme, soit en pulvérisation :

Tannin	4 grammes.
Glycérine	100 —
Eau distillée.	100 —

A l'intérieur, on donnera, suivant la constitution du
malade, les préparations arsénicales, sulfureuses, alcalines ; les balsamiques (térébenthine, eucalyptus, cubèbe, copahu), pourront être employés avec avantage.
Les eaux minérales, arsénicales et sulfureuses, employées à l'intérieur, ainsi qu'en inhalations et pulvérisations, rendront de très grands services.

§ 6. — Hypertrophie des amygdales.

On peut toucher deux fois par jour l'amygdale hypertrophiée avec le doigt mouillé et imprégné d'alun calciné (Lasègue) ou de la pâte suivante :

Iode métallique.	1 gramme.
Talc	2 —
Miel	q. s.

(Constantin Paul.)

Faire rincer la bouche immédiatement après.

On peut se servir également de glycérine iodée, de teinture d'iode pure ou mitigée, de solution de chlorure de zinc au dixième.

On passera le pinceau recourbé non seulement sur les amygdales, mais aussi sur la région pharyngienne supérieure qui est souvent le siège d'une inflammation chronique donnant naissance à l'hypertrophie de l'amygdale de Luschka, hypertrophie qui est la cause de la surdité bien plus que l'hypertrophie des amygdales.

Les eaux sulfureuses et arsénicales pourront être en même temps utilisées en inhalations (Mont-Dore, Enghien, Saint-Honoré, Eaux pyrénéennes). Si ces moyens échouent et que l'on juge ne devoir pas faire l'amygdalotomie, on peut cautériser à l'aide du galvanocautère, moyen non douloureux qui amène rapidement la rétraction des amygdales.

S'il y a des végétations adénoïdes, les cautériser

avec l'anse recourbée du galvanocautère ou les enlever avec les pinces coupantes de Lœvenberg ou de Calmettes.

Traitement général du lymphatisme (chlorure de sodium, iodures, vin de noyer phosphaté, huile de foie de morue, etc.).

§ 7. — Angine diphthérique.

Aucun des prétendus spécifiques contre la diphthérie n'a pu, jusqu'à présent, résister à une longue épreuve; telle médication, qui dans certaines épidémies avait donné de bons résultats, n'a jamais réussi dans d'autres; telle autre, faisant merveille entre les mains de celui qui la préconisait, a piteusement échoué l'orsqu'on a voulu la répandre.

Quoi qu'il en soit je pense qu'actuellement l'on doit toujours chercher à remplir certaines indications.

I. — DU CHOIX D'UN TRAITEMENT POUR L'ANGINE DIPHTHÉRIQUE.

Je vais exposer un grand nombre de traitements préconisés contre l'angine diphthérique; beaucoup de praticiens me diront peut-être, après avoir lu cette longue énumération, qu'ils ne sont pas plus avancés qu'auparavant et qu'ils ne savent pas quel traitement adopter.

Au fond, la question est assez simple ; pour moi, *aucun de ces traitements ne guérit sûrement la diphthérie.* Quelle que soit la médication employée, il faut toujours s'attendre à essuyer de temps en temps quelque revers, et parfois même de véritables désastres.

Est-ce à dire qu'il faut abandonner complètement la partie, et laisser la maladie suivre son cours sans chercher à y porter remède ? Assurément non.

Je suis convaincu que la plupart de ces médications, employées exactement ainsi que l'ont indiqué leurs inventeurs, pourront sauver la vie de bien des malades ; mais un point très important, une condition essentielle de succès, c'est de placer le malade dans les meilleures conditions hygiéniques d'aération et de nourriture ; de soutenir, de tonifier le malade de façon à lui permettre de résister le plus longtemps possible à l'intoxication profondément débilitante qui survient promptement dans cette affection. Celle-ci a-t elle envahi le larynx et la trachéotomie a-t-elle dû être pratiquée ? Il ne faut pas encore désespérer et continuer quand même les diverses médications employées jusque-là.

Mais laquelle choisir ? Cette question n'est peut-être pas aussi importante qu'elle le paraît au premier abord. Beaucoup de médecins, pour le traitement de la diphthérie, suivent encore les anciens errements et cherchent *le spécifique* de la maladie ; ce spécifique, je l'ai déjà dit, n'existe pas ; pas plus qu'il n'y a un spécifique antiseptique. Pour un grand nombre de praticiens, tout le pansement de Lister consiste dans l'emploi, en topique, de l'acide phénique. Mais ce qu'il faut considérer avant tout ce n'est pas tel ou tel médicament, mais la méthode; le fond du pansement de Lister ce n'est pas l'acide phénique, mais le principe de la non infection et de l'isolement des plaies. Que le chirurgien n'empoisonne pas la plaie en opérant, et qu'il mette celle-ci à l'abri de l'air par un procédé quelconque, et la méthode de Lister sera appliquée. Que ce soit de l'acide phénique ou de l'acide thymique, de l'iodoforme, de l'acide borique ou salicylique, du sublimé, peu importe; si l'air vicié est dans l'impossibilité d'arriver jusqu'à la plaie, le pansement, quel qu'il soit, remplira le même but que le pansement de Lister.

Il en est de même, à mon avis, du traitement de la diphthérie; on arrivera à diminuer la mortalité de cette terrible maladie en employant, dès le début, un des moyens indiqués plus loin; mais ce serait trop s'avancer que de dire que tel médicament est supérieur à un autre, car jusqu'à ce jour aucune étude comparative sérieuse n'a été faite.

Les points de comparaison sont d'ailleurs bien difficiles à établir; la mortalité est plus ou moins grande suivant l'âge du malade, sa force de constitution et surtout suivant le génie épidémique; aussi n'est-il pas rare de voir une médication qui avait fait soi-disant merveille dans une épidémie, ne donner aucun résultat dans une autre.

Les médications que je vais exposer sont très utiles, suivant moi, dans les cas de diphthérie bénigne et de moyenne intensité ; mais compter sur elles lorsqu'il s'agit de diphthérie hypertoxique serait bien imprudent.

On ne doit pas, du moins jusqu'à ce jour, pour le traitement de la diphthérie, s'adresser uniquement à un spécifique, mais employer un ensemble de moyens qui, réunis, auront leur utilité dans un très grand nombre de cas de diphthérie.

J'ai adopté, depuis plusieurs années la médication suivante :

I. — *Moyens externes.*

1° Dans tous les cas sans exception, inhalations d'acide fluorhydrique ; en dehors de leurs propriétés peut-être curatives, ces inhalations ont l'avantage d'être un excellent moyen prophylactique pour l'entourage du malade.

J'ai vu d'excellents résultats des inhalations d'acide fluorhydrique dans la clientèle de M. le Dr Henri Bergeron ; c'est un moyen peu dispendieux ; le spath fluor et l'acide sulfurique sont des produits industriels que l'on peut se procurer à bon marché ainsi qu'une petite casserole en plomb. Il a en outre l'avantage de permettre d'employer tous les topiques que l'on voudrait appliquer sur les régions diphthérisées.

2° *Dans les cas de diphthérie hypertoxique*, outre les moyens précédents, usage de la glace, irrigations d'eau de chaux, d'eau phéniquée ou phénolée (Roulin) précédées de badigeonnages avec une solution d'acide lactique, de soude caustique, de sublimé à un pour mille ou de perchlorure de fer. Liniments extérieurs résolutifs.

3° *Dans les cas d'angine dipthéroïde et de diphthérie confirmée de moyenne intensité*, badigeonnage avec le jus de citron ou le collutoire de Vidal à l'acide tartrique. J'ai vu dans ma clientèle trois cas graves de diphthérie guérir par l'emploi de ce seul procédé.

II. — *Médications internes.*

Emploi du perchlorure de fer. Alimenter le plus possible avec le vin, le bouillon, le lait, la viande crue; tonifier par le quinquina à haute dose et les alcooliques. On pourra essayer en outre des médicaments internes antiseptiques et des modificateurs tels que le copahu, le cubèbe, le chlorate de potasse. Mais pour peu que ces derniers paraissent troubler les fonctions digestives, il n'y a pas à hésiter; il faut les supprimer et ne prescrire absolument que les médicaments toniques.

En résumé :

1° Placer immédiatement le malade dans une atmosphère chaude, humide et chargée de vapeurs antiseptiques (15 à 16°);

2° Enlever les fausses membranes et s'opposer à leur reproduction ;

3° Faire prendre intérieurement les médicaments qui sont regardés généralement comme exerçant une action favorable sur la diphthérie (cubèbe, copahu, acide phénique, perchlorure de fer) ;

4° Soutenir le plus possible les forces du malade par l'alimentation et les toniques.

5° Isoler rigoureusement le malade.

II. — PULVÉRISATIONS, ÉVAPORATIONS, FUMIGATIONS.

Je ne saurais trop insister sur ces divers moyens de traitement, car ils sont encore peu répandus, bien que rendant de réels services. Cette médication a l'avantage de ne point fatiguer le petit malade qui trop souvent est épuisé par la lutte qu'il soutient contre le médecin ou les parents voulant badigeonner ou simplement même regarder le siège du mal ; elle ne s'oppose pas aux lavages ou attouchements que l'on pourra juger utiles de faire pour enlever les fausses membranes. Enfin l'atmosphère antiseptique forme une barrière entre le malade et son entourage qui a ainsi moins de chances d'être atteint par la contagion.

Le pulvérisateur à vapeur (modèle Lucas-Championnière, par exemple) sera fort utile dans ce but. Si l'on ne peut en avoir un à sa disposition on fera évaporer le liquide à l'aide d'une petite lampe à alcool ou d'un fourneau à pétrole que l'on peut aujourd'hui se procurer facilement.

Voici les principales formules des médications qui paraissent avoir donné de bons résultats.

Traitement du Dr Henri Bergeron par l'acide fluor-hydrique.

« Persuadé que la diphtérie 'est une sorte d'empoisonnement, nous avons essayé depuis quatre ans l'usage des inhalations d'acide fluorhydrique, et nous en avons obtenu, dans 40 cas, de remarquables effets,

Ce moyen thérapeutique employé aux débuts de la maladie, a donné les résultats suivants :

1° Cessation de la fièvre, abaissement de la tempé rature, quelquefois au bout de deux heures et toujours après trente-six ;

2° Retour de l'appétit, du sommeil et de la gaieté chez le malade, dans les mêmes limites de temps.

3° Durée moindre de la maladie et dimunition de fréquence des accidents consécutifs, entre autres la paralysie ;

4° Absence de contagion dans la maison et au voisinage du malade. Car, dans 10 cas soumis à notre observation, de jeunes enfants ont continué à occuper le même appartement que le sujet traité. C'est sur ce dernier point que nous appelons surtout l'attention.

Je fais placer sur une petite lampe à alcool un vase

en plomb, séparé de la lampe par un bain-marie rempli d'eau chaude, et maintenue à la température de 90 à 100 degrés.

Dans le vase en plomb je mets une cuillerée, 30 grammes environ, de spath fluor pulvérisé et j'y ajoute, en remuant avec une spatule en plomb, une quantité d'acide sulfurique assez grande pour faire une pâte claire (50 grammes à peu près). On voit se dégager une vapeur blanchâtre acidule qui remplit bientôt la chambre du malade, dont on maintient les portes et les fenêtres fermées. Toutes les 4 heures on vide le vase en plomb et l'on recommence l'opération. L'appareil est placé sur une table le plus près possible du malade. On engage celui-ci à respirer la bouche ouverte.

Quand la chambre est petite et que les inhalations provoquent de la toux par leur trop grande abondance, on ôte l'appareil du feu et le dégagement de l'acide diminue et redevient tolérable.

Je n'ai jamais remarqué d'accidents sur les malades ni sur les personnes qui leur donnaient des soins.

Quelquefois, en remuant le mélange avec une spatule trop courte j'ai vu se produire des inflammations de la matrice des ongles chez les gardes-malades. L'acide fluorhydrique attaque le verre ; il faut donc avoir soin d'enlever les glaces et les objets en verre de la chambre du malade, ou de les graisser préalablement.

L'idée de l'emploi de cet agent m'a été suggérée par le Dr Rambaud. Le Dr Potain, m'avait-il raconté, avait été vivement frappé de la disparition rapide des fausses membranes d'un malade soumis à l'action de cet acide par son père, graveur sur verre.

Nous pensons que ces inhalations agissent comme désinfectants, à la manière de l'acide phénique, qui ne guérit pas toujours la pyohémie confirmée, mais qui s'oppose à son développement.

(*Journal de Médecine* de Paris, 1882.)

Depuis cette époque, Bergeron, Chevy et Seiller ont publié plusieurs travaux qui sont venus encore confirmer la haute valeur de l'acide fluorhydrique comme agent antiseptique.

Vapeurs antiseptiques, Renou (de Saumur).

La vaporisation est obtenue au moyen d'un ou de deux petits fourneaux de cuisine à pétrole, portant une ou deux casseroles d'une contenance d'environ deux litres d'eau mêlée à la solution antiseptique. La vapeur sera concentrée sur la tête du malade par un rideau entourant le fourneau et la tête du lit.

Acide phénique	280 grammes.
Acide salicylique	56 —
Acide benzoïque	112 —
Alcool rectifié	468 —

Pour un litre d'une solution transparente dont on versera toutes les trois heures une cuillerée à bouche dans les deux litres d'eau en ébullition.

Chaque cuillerée représente 5 grammes d'acide phénique, 2 grammes d'acide benzoïque, 1 gramme d'acide salicylique, d'où pour 24 heures une évaporation de 40 grammes d'acide phénique, 16 grammes d'acide benzoïque et 8 grammes d'acide salicylique.

S'il se produit des phénomènes d'intoxication par l'acide phénique, on devra supprimer l'emploi de celui-ci pendant 24 heures et ne se servir que des autres médicaments. Renou (de Saumur). (*Journal de Méd. et Chir. pratiques* et *Revue mensuelle des maladies de l'enfance*).

Pulvérisations phéniquées (Albert Demons).

L'auteur se sert d'un pulvérisateur à vapeur (modèle Lucas-Championnière) et d'une solution renfermant 50 grammes d'acide phénique pour 1000 grammes d'eau. Au bout d'un quart d'heure, on suspend la manœuvre pour recommencer une demi-heure après ; on agit de la sorte jusqu'à la guérison complète.

Partant de ce principe que la sécheresse des fausses membranes et des muqueuses sous jacentes constitue un des graves dangers de la diphthérie et que l'inhalation de vapeur d'eau, quelquefois l'introduction directe de l'eau dans la canule après la trachéotomie, favorisent l'expulsion des membranes, M. Albert Demons a employé plusieurs fois la pulvérisation phéniquée et ce moyen lui a donné de bons résultats.

Traitement du D' de Sabatta.

1° Enveloppement du cou avec des compresses mouillées d'eau froide (mais non glacée).

2° A l'intérieur, usage d'une solution de sulfate de fer acidulé :

Sulfate de protoxyde de fer pur crist.   5 grammes.
Acide sulfurique dilué . . . . . .   XXV gouttes.
Sucre, ...   30 grammes.
Eau distillée 100   —

Une cuillerée à café toutes les heures.

On évite par ce moyen les applications topiques et l'ablation des fausses membranes qui se rétractent peu à peu, deviennent coriaces et se détachent sans laisser de plaie saignante.

3° Inhalation de gaz sulfureux; le procédé fort simple consiste à faire brûler de petites quantités de soufre dans la chambre.

Traitement du D' Delthil par les fumigations de goudron et de térébenthine.

Le moyen conseillé par M. Delthil consiste dans la combustion, au milieu de la chambre du malade, d'un mélange de goudron de gaz et de térébenthine, ou même d'essence de térébenthine seule, renouvelée toutes les deux ou trois heures, suivant la gravité du cas, et espacée ensuite après l'amélioration produite.

Ces fumigations sont tout à fait inoffensives par elles-mêmes; elles sont supportées facilement par le malade et par son entourage, et ne provoquent pas la toux.

Elles paraissent enrayer rapidement la maladie, favoriser beaucoup le résultat de la trachéotomie, et agir comme prophylactique en protégeant les personnes qui soignent les diphthériques. Comme telles elles peuvent servir à assainir les écoles, les asiles et les hôpitaux.

L'atmosphère ainsi obtenue n'est nullement irritante, et les malades mêmes qui en éprouvent le bienfait y recourent volontiers. Des précautions seulement sont à prendre contre le feu, à cause de la grande intensité des flammes. On devra se servir de deux vases, dont l'un très large contient celui qui renferme le mélange pour le cas où celui-ci se romprait; on peut d'ailleurs facilement éteindre le feu au moyen d'un tapis de laine.

(*Journal de méd et chir. prat.*, mai 1884).

Vapeur d'eau chargée des principes volatils de l'*eucalyptus* (Dr Murray Gibbs).

III. — ENLEVER LES FAUSSES MEMBRANES & S'OPPOSER A LEUR REPRODUCTION.

Pour arriver à ce but on emploiera les moyens suivants :

1° Faire vomir le malade si l'état général de celui-ci le permet ;

2° Modifier l'état local par des collutoires, gargarismes, lavages, cautérisations, etc., applications locales de glace.

3° Donner à l'intérieur les préparations balsamiques.

Vomitif.

Sirop d'ipéca	30 grammes.
Poudre d'ipéca.	0,30, 0,40, 1 gr. suivant l'âge.

Autre vomitif.

Sulfate de cuivre	0,25 à 0,30 centigr. (jusqu'à 1 gr.)
Julep	60 grammes.

Par cuillerées à bouche ; provoque rapidement les vomissements et ne cause pas de diarrhée (C. Paul).

On devra toujours s'abstenir d'employer l'émétique qui affaiblit trop le malade.

Topiques contre l'angine couenneuse.

Les principales substances qui jouissent de la propriété de dissoudre les fausses membranes sont : l'eau de chaux, l'acide lactique, la solution de soude caustique, etc.

Solution de soude caustique (H. Roger).

Soude caustique	1 gramme.
Glycérine	5 —

Déterger les parties malades avec du jus de citron, ou une solution d'acice citrique ou tartrique.

Collutoire à l'acide tartrique (Vidal).

Acide tartrique.	10 grammes.
Eau de menthe.	25 —
Glycérine	15 —

Gargarisme antidiphthérique (Bricheteau et Adrian).

Eau distillée.	100 grammes.
Acide lactique	5 —
Sirop d'oranges	35 —

Lavages fréquents; faire respirer en même temps la solution pulvérisée d'acide lactique à 1/20e.

Insufflations antidiphthériques (Jodin, Thévenot, Barbosa).

Soufre sublimé non lavé, 5 décigr. à 1 gramme.

Insufflez dans l'arrière-gorge au moyen d'un tube toutes les 3 heures dans les cas graves. Donnez en même temps quelques cuillerées à café d'opiat de soufre.

Traitement local par la teinture d'iode (Piogey).

Teinture d'iode	} ää 15 grammes,
Glycérine	

A l'aide d'une éponge olivaire à l'extrémité d'une baleine rigide on essaie de détacher les exsudations diphthériques. Ensuite, à l'aide d'une autre éponge imbibée de la solution, on badigeonne toutes les parties accessibles à la vue et même en arrière du voile du palais.

Le mélange employé n'est nullement caustique ; il agit comme antiseptique.

Immédiatement après, on pratique une irrigation à l'aide d'un irrigateur contenant de l'eau tiède additionnée du jus d'un ou de deux citrons.

Pratiquer le badigeonnage 2 ou 3 fois par jour et l'irrigation 6 ou 8 fois dans les 24 heures.

Topique phéniqué camphré (Gaucher).

Acide phénique pur. . . .	5 à 15	grammes
Camphre	10 à 20	—
Alcool à 36°	10	—
Huile d'olive	10	—

M. Gaucher ne craint pas de frotter vigoureusement les surfaces recouvertes de fausses membranes, jusqu'à ce que celles-ci soient enlevées, même au risque de détruire l'épithélium et de faire saigner la muqueuse.

Frictions bi-quotidiennes.

M. Geoffroy a pratiqué le même traitement avec des solutions de chloral à 1 0/0 et à 1/80.

M. Gaucher reconnait que le chloral est théoriquement plus antiseptique que l'acide phénique ; cependant celui-ci agit mieux.

M. Blachez. On peut détruire les fausses membranes par des méthodes moins douloureuses ; il faut savoir ménager la gorge des enfants. Ainsi l'huile de pétrole nettoie admirablement le pharynx ; il suffit de quelques applications qui ne sont pas douloureuses. Le point important serait d'empêcher la reproduction des fausses membranes, et jusqu'ici on n'y a pas réussi.

M. Gaucher considère la diphthérie comme une maladie primitivement locale, qui, plus tard, se généralise par auto-inoculation : il est donc important de détruire sur place la fausse membrane qui est le foyer d'où l'infection se répand dans l'organisme. (*Société médicale des hôpitaux de Paris, 27 janvier 1888*).

Solution de perchlorure de fer (J. Simon).

Perchlorure de fer liquide (30° B.)
Glycérine . . . . } P. E.

Pour passer sur les pseudo-membranes plusieurs fois par jour.

Mixture de Lolli.

Eau de chaux . . . . . . 120 à 130 grammes.
Solution de perchlorure de fer. de 2 à 8 —
Acide phénique . . . . . 0,06 cent. à 1 gr.
Miel rosat . . . . 30 grammes.

Ce mélange, suivant le degré de sa liquidité, est employé soit en gargarismes, soit en badigeonnages. En le diluant avec 7 ou 8 fois son poids d'eau, on peut aussi le donner à l'intérieur à la dose d'une cuillerée toutes les deux heures (Jaccoud).

Chez les enfants, on fera bien de n'employer cette mixture qu'en badigeonnages à cause de la présence de

l'acide phénique qui chez eux détermine très facilement des phénomènes d'intoxication.

Solution de chloral (Dr Korn).

Hydrate de chloral . . . .   15 à 20 grammes.
Glycérine.   100   —

Pour badigeonner les parties affectées.

Collutoire (Veillard).

Glycérine. . . . .   60 grammes.
Alcoolature d'eucalyptus ,
    —   de feuilles de noyer } ââ 4   —
Acide salicylique . . . . } ââ 2   —
Borate de soude. . . . .

Gargarisme à l'acide salicylique (Dr Larmande).

Acide salicylique . . . . } ââ 2 à 4 grammes.
Borax . . . .
Miel   30   —
Eau distillée   250   —

Liniment (Kaulich).

Essence de térébenthine . . } ââ 15 grammes.
Chloroforme. . . . . . .
Huile commune.   100   —

Contre l'engorgement des ganglions du cou.

Solution de Lindemann.

Acide borique   2
Acide lactique   5
Eau distillée   50

En applications locales.

Collutoire à la résorcine (Fidelin).

Résorcine . . . . 15 à 20 gr.
Glycérine . . . . 160 grammes.

Badigeonnages toutes les deux heures.

IV. — MÉDICATION INTERNE.

PRÉPARATIONS BALSAMIQUES, FERRUGINEUSES ET ANTISEPTIQUES.

Saccharure de cubèbe (Delpech).

Sucre blanc. . . . . . . 700 grammes.
Extrait alcoolico-éthéré de cubèbe (représentant environ
10 fois son poids en cubèbe). 100   —
Gomme arabique pulvérisée . 200   —

10 grammes de ce saccharure représentent 1 gr. d'extrait alcoolico éthéré de cubèbe. (Dr C. Paul.)

Une à quatre cuillerées à café; diminuer s'il y a diarrhée.

Potion (Bertron-Trideau).

Poivre cubèbe récemment pulvérisé . 12 grammes.
Extrait de quinquina. 2   —
Extrait thébaïque . . . . 0,02 centigr.
Sirop d'orgeat . . . . 100 grammes.
Eau 50   —

A prendre en 24 heures pour un enfant de 6 ans.

Autre formule :

Julep gommeux	100 grammes.
Sirop diacode	30 —
Extrait de belladone	0,01 centigr.
Poivre cubèbe récemment pulvérisé .	12 grammes.

A prendre en 24 heures pour un enfant de 6 ans.
On donnera en outre :

Limonade vineuse.

Vin rouge	250 grammes.
Sirop tartrique.	60 —
Eau	700 —
	ad libitum.

Traitement du croup (Aubrun).

Solution normale de perchlorure de fer .	20 à 40 gouttes.
Eau froide	1 verre.

Une gorgée de cette solution toutes les deux heures chez les jeunes enfants, de façon à faire prendre la verrée dans les vingt-quatre heures; aussitôt après on fait boire un peu de bouillon.

En même temps, on soutiendra les forces de l'enfant avec du café, du bouillon, du vin et autres préparations alcooliques.

Sulfure de calcium (Nowoski, Fontaine, Toussaint).

Sulfure de calcium . . .	2 grammes.
Gomme arabique pulvérisée .	2 —
Alcool de menthe	10 —
Sirop simple	40 —
Eau	80 —

Potion bromée (Redenbacher).

Bromure de potassium . . .	4 grammes.
Brome	0,30 centigr.
Sirop simple . -	30 grammes.
Décoction de guimauve . . .	120 —

Pour les enfants de moins d'un an, la quantité de brome doit être réduite à 10 centigrammes.

Traitement au benzoate de soude (Letzerich).

Benzoate de soude.		5 grammes.
Eau distillée	}	
Eau de menthe.	} āā 10	—
Sirop d'oranges		40 —

Une cuillerée à dessert d'heure en heure.

De un à trois ans, la dose est de 7 à 8 grammes ; de trois à sept ans, de 8 à 10 grammes ; à partir de sept ans, de 10 à 15 grammes, et chez les adultes de 15 à 20 grammes. Jamais, même chez le nourrisson, Letzerich n'a vu survenir d'accident.

2° *Insufflations* de benzoate de soude sur les plaques de diphthérie.

V. — MESURES PROPHYLACTIQUES

La contagion de la diphthérie est si prononcée que je crois devoir rappeler ici les principales instructions du conseil d'hygiène publique à ce sujet.

A. Instructions générales. — La diphthérie est une affection éminemment contagieuse.

Toute relation des enfants avec les diphthériques doit être évitée.

On ne connaît jusqu'à ce jour aucun médicament qui préserve sûrement de la diphthérie.

Il est très important de surveiller attentivement le début de tout mal de gorge.

Il importe, surtout en cas d'épidémie, de nourrir les enfants aussi bien que possible et de ne pas les soumettre à l'action prolongée du froid humide.

B. Conduite à tenir quand un cas de diphthérie se déclare dans une famille. — 1° Il est indispensable d'éloigner immédiatement toute personne qui ne concourt pas au traitement du malade, et surtout les enfants ; 2° les personnes qui soignent le malade éviteront de l'embrasser, de respirer son haleine et de se tenir exactement devant sa bouche pendant les quintes de toux.

Si ces personnes ont des crevasses ou de petites plaies, soit aux mains, soit au visage, elles auront soin de les recouvrir de collodion. Elles se nourriront bien et devront sortir plusieurs fois dans la journée au grand air. Elles prendront la précaution de se laver préalablement le visage et les mains avec de l'eau renfermant, par litre, 10 grammes d'acide borique ou 1 gramme d'acide thymique. Enfin, elles éviteront de séjourner nuit et jour dans la chambre du malade.

C. Mesures de désinfection. — 1º Les matières rendues à la suite de quintes de toux ou de vomissements, seront désinfectées à l'aide d'une solution contenant, par litre d'eau, 50 grammes de chlorure de zinc ou de sulfate de cuivre.

Les linges, vêtements, etc., souillés par le malade, seront immédiatement lavés avec une de ces solutions, puis plongés dans l'eau maintenue bouillante pendant une heure au moins.

Les cuillers, tasses, verres, etc., ayant servi au malade devront, aussitôt après, être plongés dans l'eau bouillante.

2º Quelle que soit l'issue de la maladie, la désinfection de la chambre est indispensable. On fera des fumigations de la façon suivante :

Après avoir fermé toutes les ouvertures, on placera sur un lit de sable une terrine contenant des charbons ardents, sur lesquelles on mettra une quantité de soufre concassé, proportionnelle à la capacité de la pièce (20 grammes par mètre cube).

La chambre restera close pendant 24 heures, puis sera largement aérée.

Les vêtements, linges, draps et couvertures ayant servi au malade seront désinfectés avant d'être envoyés à la lessive, avec une des solutions indiquées précédemment. Les matelas seront ouverts et laissés dans la chambre pendant la fumigation.

§ 8. — Paralysie diphthérique.

1° Médication tonique (fer, quinquina); alimentation substantielle ; 2° hydrothérapie ; 3° frictions ; 4° préparations de noix vomique; 5° électricité.

II. *Bains sulfureux* ou aromatiques d'un quart d'heure de durée, trois fois par semaine.

Bain aromatique.

Espèces aromatiques . . . . . . 1 kilogr.
Eau bouillante . . . . 12 —

Faites infuser pendant une heure; passez; mêlez avec l'eau du bain.

Espèces aromatiques (Codex).

Feuilles et sommités d'absinthe, — d'hysope, — de menthe poivrée, — d'origan, — de romarin, — de sauge, — de serpolet, — de thym. — P. E. de chaque plante.

Bain sulfureux.

Sulfure de potassium. . . . 60 grammes.
Eau chaude. . . . . . . 45 litres.

Bain de Baréges artificiel.

Monosulfure de sodium cristallisé . . . 30
Chlorure de sodium sec 30
Carbonate de soude desséché. 25

M.; pour un bain. — Tous les bains sulfureux doivent être pris dans des baignoires en bois.

Désinfection des bains sulfurés (Jeannel).

Sulfate de zinc cristallisé impur. . . . 100

Faites dissoudre dans l'eau du bain. Il se forme du sulfure de zinc blanc qui est inodore. Le sulfate de fer produit très bien la désinfection, mais le sulfure qu'il forme est noir.

III. Faire des frictions avec l'*eau-de-vie camphrée* ou une solution aromatique et alcoolique quelconque (*eau de Cologne, teinture de romarin, etc.*).

Liniment excitant (h. p.)

Alcoolat de Fioraventi . . .	48	grammes.
Huile d'amandes douces. . .	48	—
Alcool camphré.	13	—
Ammoniaque liquide. . . .	1	—

Autre :

Teinture de cantharides . . .	10	grammes.
Teinture de romarin. . . .	90	—

Autre :

Alcoolat de lavande	80	grammes.
Teinture de noix vomique. .	10	—

Baume nerval (Codex).

Moëlle de bœuf purifiée.	70
Huile d'amandes.	20
Beurre de muscade.	90
Essence de romarin.	6
— de girofle	3
Camphre	3
Baume de Tolu	6
Alcool à 80°	12

Huile camphrée et térébenthinée.

```
Huile camphrée . . . . . . . . . . . .   90
Essence de térébenthine . . . . . . . .   10
```

IV. On a essayé, sans grand avantage, les *préparations de noix vomique* et de son alcaloïde, la *strychnine*, dans la paralysie diphthérique. Les préparations que l'on peut employer alors pour les enfants, sont : la poudre et la teinture de noix vomique et les solutions ou sirops de sulfate ou d'arséniate de strychnine ; chez l'adulte on pourra prescrire les granules.

La poudre de noix vomique peut se donner à la dose d'un centigramme en 24 heures chez des enfants de plus de deux ans.

Teinture de noix vomique (Codex).

```
Noix vomique râpée . . . . .   1 gramme.
Alcool à 80° . . . . . . . . .   5   —
```

Faites macérer pendant 10 jours ; passez, exprimez, filtrez. Rendement : 5.

De 2 à 4 gouttes à partir de 2 ans, de 5 à 6 gouttes à partir de 3 ans. (J. Simon.)

Le sulfate de strychnine se donne à la dose de deux déci-milligrammes, à 1 et même à 2 milligrammes. On commencera toujours par de très petites doses et l'on augmentera progressivement, en surveillant les effets.

Sirop de sulfate de strychnine.

Sirop simple . . . . 120 grammes.
Sulfate de strychnine . . . 0,005 millig.
Alcoolat d'anis. . . . . . . 5 grammes.

Chaque cuillerée à café (5 grammes) répond à deux déci-milligrammes (0 gr. 0002). De 1 à 5 cuillerées à café par jour.

On ne connaît pas de bon contre-poison de la strychnine ; il faut faire vomir au plus vite, puis administrer une solution de 1 gramme d'iodure de potassium et 4 décigrammes d'iode dans un kilogramme d'eau. Il se produit ainsi de l'iodure d'iodhydrate de strychnine insoluble dans les acides étendus, moins vénéneux que la strychnine. (Bouchardat.)

V. *Electriser le malade*. Duchenne, de Boulogne, employait surtout les courants intermittents ; il serait préférable de se servir des courants continus (Damaschino), le pôle négatif étant placé sur le muscle paralysé, le positif au niveau de la moëlle épinière.

La syncope et les troubles respiratoires seront également traités par l'électricité ; on appliquera les pôles sur les téguments du thorax. M. Duchenne recommande de pratiquer la faradisation par l'intermédiaire de la main de l'opérateur ; c'est ce qu'il nomme la main électrique, dont l'action est plus douce et qui mérite conséquemment d'être préférée. (Damaschino, *Maladies des voies digestives*, p. 395.)

§ 9. — Manifestations buccales et pharyngées des fièvres éruptives, infectieuses et des maladies constitutionnelles.

Toutes les fièvres éruptives ou infectieuses (scarlatine, rougeole, variole, urticaire, fièvre typhoïde, diphthérie, charbon, érysipèle, fièvre herpétique), et les maladies diathésiques ou constitutionnelles, telles que rhumatisme, syphilis, tuberculose, scrofule, peuvent donner naissance à des angines qui se présentent toutes avec un caractère spécial.

Dans la plupart des cas, il suffira, pour soulager le malade, d'employer un des nombreux gargarismes ou collutoires que j'ai déjà signalés pour le traitement de l'angine simple catarrhale.

L'angine du début de la scarlatine ne réclame pas de traitement énergique; il n'en est pas de même de *l'angine scarlatineuse secondaire* à laquelle il faudra appliquer une médication antiseptique énergique. (Voyez le traitement de l'angine diphthérique).

Des émollients suffiront pour les *angines de la rougeole,* de la *variole,* de l'*urticaire,* de la *fièvre typhoïde ;* s'il survient des ulcérations, celles-ci seront traitées par des topiques détersifs et des solutions toniques et antiseptiques (quinquina, acides étendus, hyposulfite de soude, chlorate de potasse).

L'angine érysipélateuse réclame également un traitement antiseptique. On a préconisé l'emploi d'injections de décoction de bois de gaïac (4 à 15 grammes pour un litre d'eau, qu'on fait réduire aux trois-quarts; administrer chaude, en douches, à l'aide d'un irrigateur).

Les collutoires à l'acide salicylique ou au sulfate de zinc, les gargarismes boriqués ou phéniqués rendront également des services, ainsi que les solutions étendues de perchlorure de fer; insufflations de calomel, de tannin; badigeonnages avec une solution de sublimé au centième. Dans l'intervalle, gargarismes fréquents avec une solution tiède émolliente et narcotique, pour diminuer la douleur.

Contre l'état général, vomitifs, toniques et stimulants antispasmodiques (éther, musc, camphre, acétate d'ammoniaque).

Si l'érysipèle envahit le larynx, trachéotomie.

Contre l'*angine rhumatismale*, gargarismes à la tête de pavot, — au bicarbonate de soude et sirop diacode. Traitement général antidiathésique; si la douleur est très vive, traitement interne calmant.

La syphilis peut donner lieu à des accidents du côté de la gorge à toutes ses périodes. Première période : chancre induré. S'observe chez le nourrisson, aux lèvres, à la gorge ou dans le pharynx quand la contagion s'est faite par le sein de la nourrice.

Deuxième période : plaques muqueuses d'aspect différent (syphilides érosives, papuleuses, ulcéreuses, variétés précédentes combinées).

Troisième période : tubercules, gommes et ulcérations profondes. Je renvoie pour le traitement à l'article *Syphilis*.

Les scrofulides de la gorge (lupus et ulcérations) apparaissent très rarement dans l'enfance. On appliquerait un traitement local dont les préparations iodées formeraient la base et le traitement général de la scrofule (huile de foie de morue, vin de noyer phosphaté, chlorure de sodium). Alimentation substantielle. Bains de mer.

Les nombreuses observations *d'ulcérations tuberculeuses de la langue* et *d'angine tuberculeuse* publiées depuis quelques années seulement, se rapportent à des adultes. Cautérisation des plaies tuberculeuses et traitement général de la tuberculose.

CHAPITRE III

MALADIES DE L'ESTOMAC

§ 1. — Embarras gastrique fébrile.

L'embarras gastrique n'est le plus souvent qu'un des symptômes de la fièvre herpétique; sa physionomie varie beaucoup suivant la constitution médicale régnante; dans certains cas, l'embarras gastrique prend tous les caractères d'une maladie infectieuse et son diagnostic avec la fièvre typhoïde légère est difficile.

On commencera par prescrire un vomitif (ipéca, 0 gr. 50 centig. à 1 gr. 50 selon l'âge, avec 0,01 à 0,05 centigr. d'émétique, en trois paquets) ou un purgatif salin (limonade purgative, eau de Sedlitz, sulfate de soude, etc.).

Comme boisson, eaux acidulées, limonade simple ou gazeuse, sirop tartrique, sirop de groseilles ou de cerises, avec eau de Seltz, de Saint-Galmier, Vals ou Vichy, Condillac, etc. Tisane de gentiane, de quinquina ou de petite centaurée.

Si la fièvre est vive, continue ou rémittente, digitale, aconit ou alcaloïdes, sels de quinine.

Si l'état saburral persiste, tous les matins à jeun une petite dose de sulfate de soude ou de magnésie, de tartrate ou phosphate de soude, de citrate de magnésie, ou bien un verre d'eau minérale purgative d'Hunyadi-Janos, Birmenstorff, Pullna, Frederichshall, etc.

§ 2. — Indigestion. — Dyspepsie aiguë.

Contre l'indigestion légère on donnera une infusion froide de thé, de tilleul, de fleurs de camomille ou de feuilles d'oranger; l'enfant sera placé au grand air, et prendra par petites gorgées de l'eau sucrée et légèrement alcoolisée (eau-de-vie, élixir de Garus, rhum, anisette, etc.), ou éthérisée. La glace aromatisée conviendra fort bien dans ce genre d'indisposition.

Les mouvements de l'estomac et de l'intestin seront activés par un léger massage de la région épigastrique avec la main ou un morceau de flanelle chaude enduit d'huile de camomille camphrée.

Si les vomissements sont imminents, on les favorisera par un peu d'eau tiède, la titillation de la luette ou un vomitif à l'ipéca.

On ordonnera un purgatif ou un lavement s'il y a des coliques; si le ventre est tendu et les selles peu abondantes, on se contentera de lotionner l'anus avec de l'eau fraîche pour éviter le ténesme et les cuissons.

On pourra faire usage de la composition suivante qui fait évacuer sans provoquer de coliques et sans fatiguer l'estomac.

> Poudre de jalap . . . . . . } āā 0 gr. 40 centigr.
> Poudre de magnésie blanche }
> Huile volatile de girofle. . . 1 goutte.

Mêler exactement et diviser en deux parties égales que l'on peut mettre dans des cachets Limousin (Aud-houi).

Un seul cachet suffit aux jeunes enfants; on donnera la dose entière aux adultes.

§ 3. — Dyspepsie.

Je m'occuperai successivement des accidents dyspeptiques chez les nourrissons au sein et au biberon, chez

les enfants récemment sevrés, enfin chez les enfants de
2 à 7 ans et les adolescents.

1° *Dyspepsie des enfants au sein.*

Il faudra s'enquérir tout d'abord du régime de la
mère ou de la nourrice dont la nourriture doit toujours
se composer de viande en quantité modérée et de légumes : les féculents tels que lentilles, pommes de
terre, haricots en purée favorisent la production de
lait.

Certains médicaments (rhubarbe, iodure de potassium) et les principes odorants des aliments tels que
l'ail, l'asperge, l'oignon peuvent passer dans le lait; on
devra donc rechercher si la nourrice ne fait pas un
usage habituel d'une de ces substances qui entretiennent
ordinairement les mauvaises digestions de l'enfant.
Pour les mêmes raisons, la salade dont on peut permettre l'usage aux nourrices, ne devra jamais être fortement assaisonnée.

On veillera à ce que l'appartement soit bien ventilé
et ne renferme pas d'odeurs fortes (peintures, plantes,
voisinage d'usines).

La femme ne doit pas prendre plus d'un demi-litre
de vin par jour; si la soif se fait sentir chez les nourrices dans l'intervalle des repas, elles pourront prendre
de la bière peu alcoolique (pas plus d'une bouteille par
jour), de la tisane d'orge, de réglisse ou de l'eau ; enfin

elles n'useront de thé ou de café que le moins possible et jamais en dehors du moment des repas.

Les tetées doivent être régulièrement espacées, de telle sorte que l'enfant tette toutes les deux heures pendant le jour et toutes les quatre heures pendant la nuit. Le premier mois cependant il ne faut pas tant exiger ; on donnera le sein à l'enfant quand il le demandera. Mais il faudra chercher à régler l'alimentation le plus tôt possible, et faire donner le sein toutes les deux heures le jour, et deux à trois fois la nuit. A partir de six mois on ne donnera à teter que toutes les trois heures le jour, et une à deux fois la nuit.

Le régime de la nourrice et du nourrisson paraissant bon, on devra rechercher encore si la femme n'a pas ses règles, si elle ne pense pas être enceinte, si elle n'a pas eu de frayeurs ou d'émotions ; — autant de causes qui peuvent altérer les digestions de l'enfant.

Si l'on suppose que les causes doivent persister, on changera la nourrice ; autrement on modifiera le régime de la nourrice ou du nourrisson, et l'on essaiera un des moyens suivants pour faire cesser la dyspepsie.

Si le lait est trop aqueux (ce qui entretient la diarrhée), on se trouvera bien, avant de faire teter l'enfant, d'exprimer du sein quelques cuillerées de lait que l'on jettera, parce que celui qui viendra ensuite sera plus chargé de matériaux solides (Tarnier).

Cinq à sept cuillerées à café par jour d'une solution

d'acide lactique à 2 p. 100, vingt minutes après les tetées (Hayem et Lesage).

Si au contraire, il y a dyspepsie acide, le bicarbonate de soude ou l'eau de chaux rendront des services.

Eau de chaux. . . . .
Sirop de gomme. . . . . . .   } àà
Eau distillée de fleurs d'orangers. } 15 grammes.

Une petite cuillerée avant de donner le sein.

Si la constipation domine : *magnésie calcinée*, une demi-cuillerée à café dans de l'eau bien sucrée.

Sirop de chicorée composé du Codex. — Une petite cuillerée le matin.

Ou bien :

Huile d'amandes douces. . . . . } àà
Sirop de chicorée composé . . . . }

Bien agiter ; une cuillerée à café.

Suppositoires au beurre de cacao, queue de mauvette, queue de persil bien lavée et huilée.

Manne en larmes, de 6 à 15 grammes ; faire fondre dans du lait.

Solution laxative (Widerhofer),

Mannite cristallisée. . . . . 0,10 centigr.
Eau chaude . . . . 40 grammes.

Une cuillerée à café toutes les deux heures chez les enfants nouveau-nés, pour obtenir les premières évacuations. — Cataplasmes sur le ventre.

Le sirop de fleurs de pêcher (Codex) et *le sirop de roses pâles* (Codex) pourront s'employer à la dose de 15 à 50 grammes.

Le calomel peut être donné à la dose de cinq centigrammes, chez les enfants à la mamelle.

On le donnera chez les petits syphilitiques constipés à la dose de un à deux centigrammes tous les jours mêlé avec du sucre (J. Simon). Prendre les précautions indiquées à l'article Purgatifs.

Si la dyspepsie provoque de l'excitation nerveuse, de l'insomnie :

                Eau de fleurs d'oranger .   .   .   15 grammes.
                Eau de laurier-cerise.   .   .   .   5   —

Par cuillerée à café dans le courant de la nuit jusqu'à cessation des agacements nerveux.

Grands bains de tilleul.

Ou bien la potion calmante :

                Eau distillée de tilleul.   .   .   .   30 grammes.
                Sirop de fleurs d'oranger .   .   30   —
                Sirop de codéine , ...   5   —

Par cuillerée à café d'heure en heure ; cesser aussitôt que l'enfant est plus calme.

On peut donner également du *bromure de potassium* à la dose de 0,25 à 0,40 centigrammes, sans inconvénient.

Eau de Vals ou de Vichy. Bicarbonate de soude.

Bismuth (sous-nitrate de). } P. E.
Magnésie calcinée. . . . }

2° *Dyspepsie des enfants nourris au biberon.*

Après s'être assuré que le biberon ne peut pas être l'origine des accidents, on recherchera la qualité du lait de vache ou de chèvre; on jugera s'il est suffisamment coupé. (Voir page 40). On veillera à ce que l'enfant ne soit pas gorgé outre mesure.

Enfin il ne faut pas oublier que le lait doit être donné à une température de 37 degrés; plus froid, il provoquera des troubles digestifs.

3° *Dyspepsie du sevrage.*

— Si l'enfant a été sevré beaucoup trop tôt, on le remettra au lait en suivant les règles qui précèdent.

On cherchera à établir les digestions, par une alimentation bien entendue. La belladone, l'opium, le sous-nitrate de bismuth, la magnésie, employés aux doses précédemment indiquées, seront souvent fort utiles.

On facilitera la digestion en faisant mettre 5 centigrammes de bicarbonate de soude dans le biberon; on ne dépassera pas la dose de 0,60 centigrammes par 24 heures chez le nouveau-né.

L'eau de chaux (par demi-cuillerée à café) rendra également des services dans ce cas.

L'addition au lait de quelques grains de sel de cuisine en facilitera la digestion.

Il arrive aussi que l'enfant ne peut pas digérer le sucre de canne; le sucre de lait, employé aux mêmes doses, pourra rétablir les bonnes digestions (15 gr. pour 1,000 d'eau).

4° Dyspepsie des enfants et des adolescents.

La qualité, la quantité, les heures des repas devront être surveillées. En dehors de l'exercice musculaire et de l'hydrothérapie qui seront toujours utiles, on pourra employer un des traitements suivants, d'après les différents symptômes qui se présenteront.

Inappétence. — Avant chaque repas une cuillerée à bouche ou un petit verre de vin de gentiane (30 pour 1000), de rhubarbe (60 pour 1000), de quinquina (40 pour 1000), de vin de noyer phosphaté ou le *vin composé* :

Vin de Grenache	1000 grammes.
Écorces d'oranges amères . .	15 —
Quinquina gris	30 —
Cannelle.	5 —

Faire macérer pendant huit jours.

Aux mêmes doses que les vins précédents.

La macération de quassia (8 pour 1000 gr. d'eau); un petit verre avant le repas.

Teinture alcoolique de noix vomique, de 2 à 4 gouttes à partir de deux ans, de 5 à 6 gouttes à partir de trois ans (en 24 heures). J. Simon.

Gouttes amères de Baumé (Codex).

Alcool à 60°.	1000 grammes.
Fèves de Saint-Ignace. . .	500 —
Carbonate de potasse . . .	5 —
Suie pure.	1 —

Faites macérer pendant 15 jours. Exprimez et filtrez.

De une à deux gouttes à partir de 4 ans (J. Simon). On devra l'employer avec précaution et ne pas dépasser 5 *gouttes* avant 15 ans.

Boulimie. — Il faudra espacer de plus en plus les heures des repas et diminuer la quantité d'aliments. On prescrira les préparations opiacées et belladonées avant ou immédiatement après les repas.

Laudanum de Sydenham, 1 ou 2 gouttes suivant l'âge de l'enfant, dans de l'eau sucrée.

Mixture.

Belladone (teinture de). . . .	} àà
Elixir parégorique	} 5 grammes.

5 gouttes, deux fois par jour.

Digestion lente. — Pepsine à la dose de 0,25 à 0,50 centigrammes.

Mixture (West).

Acide chlorhydrique dilué . .	1 gramme.
Sirop d'écorces d'oranges. . .	5 —
Teinture d'éc. d'oranges amères.	3,58 —
Infusion de cascarille	35 —

Une cuillerée à café deux fois par jour.

Douleur.

Sirop composé antigastralgique.

Sirop d'éther	10 grammes.
Sirop de fleurs d'oranger . .	20 —
Sirop de codéine.	5 —

Par cuillerée à café de demi-heure en demi-heure jusqu'à ce que la douleur soit calmée.

Acétate d'ammoniaque . . .	2 grammes.
Sirop de fleurs d'oranger. .	30 —
Alcoolat de mélisse	5 —
Eau distillée de laitue . . .	90 —

Par cuillerée à soupe de demi en demi-heure.

Mixture.

Teinture de noix vomique . .	2 grammes.
Alcoolature de racine d'aconit.	2 —
Teinture de belladone . . .	2 —

De 5 à 6 gouttes chez un enfant de 5 ans, au moment des douleurs.

Ou bien :

Sirop de belladone	5 grammes.
Sirop de codéine	5 —
Eau distil. de fleurs d'oranger.	20 —

Une cuillerée à café.

Lorsque la douleur est habituelle, faire prendre le paquet suivant avant le repas ;

Codéine	1/4 à 1/2 centigr.
Poudre d'yeux d'écrevisse. .	10 centigr.
Magnésie.	10 —
Rhubarbe	5 —
Noix vomique.	1 —

(J. Simon).

———————

Teinture de colombo. . .	
Teinture de cascarille . . }	5 grammes.
Teinture de belladone . . .	2 —
Elixir parégorique	5 —

(J. Simon).

Avant chaque repas (10 gouttes) dans un peu de tisane de camomille faite à froid.

Teinture de belladone. . .	
Teinture de jusquiame. . . }	ââ 5 grammes.

5 gouttes au moment des douleurs. Mettre dans de l'eau sucrée.

L'eau distillée de laurier-cerise sera également utile.

Acidité. — Magnésie anglaise. Une demi-cuillerée ou une cuillerée à café dans de l'eau très sucrée au moment du coucher.

Prendre au moment des repas une eau alcaline légère (Vals Saint-Jean, par exemple) ou quelques pastilles de Vichy après les repas.

Sous-nitrate de bismuth. . .	10 centigr.
Magnésie calcinée	10 —
Cannelle pulvérisée.	5 —

Pour un paquet.

Un paquet avant chaque repas.

Poudre de craie préparée . .	4 grammes.
Sucre blanc pulvérisé . . .	4 —
Gomme arabique pulvérisée. .	8 —
Hydrolat de cannelle. . . .	100 —

(Davis).

2 à 3 cuillerées à café par jour.

Flatulence. — Infusions aromatiques : menthe, mélisse, thym, camomille, anis, badiane, fenouil, carvi. (Une pincée pour une tasse d'eau bouillante.)

Potion absorbante alcaline (Foussagrives).

Magnésie calcinée.	4 grammes.
Eau de chaux.	
Eau distillée	} āā 60 —
Sirop de fleurs d'oranger .	

A donner par cuillerée d'heure en heure dans la pneumatose intestinale. Lavements froids à l'infusion de camomille.

Charbon.	} āā 0,20 centigr.
Magnésie	
Poudre de noix vomique. . .	0,05 —

pour une dose.

En cachet, ou délayée dans de l'eau sucrée.

Potion.

Infusion de badiane	100
Sirop d'éther.	15
Sirop de codéine	10

Par cuillerée à soupe de quart d'heure en quart d'heure après les repas, s'il se produit du ballonnement du ventre.

Elixir de Garus instantané (Dorvault).

Alcoolé de safran ,   .   .   ⎫
  — de cannelle .   . ⎪
  — de girofle .   .   . ⎬ ää 10 grammes.
  — de muscade. ,   . ⎭
Hydrolat de fleurs d'orangers.   100   —
Safran incisé.   1   —
Alcool à 85°   100   —
Sirop de capillaire ,   ,   .   .   550   —

Faites macérer le safran dans l'hydrolat de fleurs d'oranger pendant quelques heures; ajoutez toutes les autres substances, mêlez, filtrez.

Un petit verre à liqueur au moment des douleurs.

Si l'enfant est jeune, on ajoutera un peu d'eau au moment de donner la préparation précédente.

§ 4. — Des vomissements.

Je renvoie aux articles où sont exposés les traitements des affections diverses qui peuvent donner lieu au vomissement; si celui-ci est par trop pénible, on s'y opposera par un des moyens suivants :

Boissons froides ou glacées, glace en fragments, *boissons gazeuses* (limonades gazeuses, eau de Seltz, eaux minérales).

Potion antivomitive de Rivière.

N° 1. *Potion alcaline.*

Bicarbonate de potasse . . .	2 grammes.
Eau commune	50 —
Sirop de sucre.	15 —

N° 2. *Potion acide.*

Acide citrique	2 grammes.
Eau commune	50 —
Sirop d'acide citrique. . . .	15 —

On administre simultanément une cuillerée de chaque potion, en commençant par le n° 1.

Douches d'éther pulvérisé à la région de l'estomac, de façon à produire l'anesthésie cutanée de cette région, trois fois par jour. (Le Bariller).

Teinture d'iode, 2 à 6 gouttes dans de l'eau sucrée.

Narcotiques (belladone, opium, morphine) en boissons ou en injections sous-cutanées.

Chlorhydrate de cocaïne, solution à 1/20; 2 à 15 gouttes par jour, suivant l'âge.

Cautérisation ponctuée ou vésicatoire, au creux épigastrique.

CHAPITRE IV

MALADIES DES INTESTINS

§ 1. — Des diarrhées infantiles.

Grâce aux travaux remarquables de M. Lesage, cette

question semble devoir sortir du chaos où elle avait été jusqu'ici. M. Lesage divise les diarrhées des enfants du premier âge en diarrhées alimentaires, réflexes et vertes : 1° bilieuse et non bacillaire, 2° bacillaire.

Cette étude ne renferme ni la description de la cholérine ni celle de la dysenterie que M. Lesage a l'intention de publier ultérieurement. Aussi je crois devoir modifier ces divisions et adopter les suivantes qui sont basées entièrement sur l'aspect des garde-robes et renferment toutes les diarrhées. A chaque espèce répond un traitement particulier.

I. Diarrhées alimentaires

    a. Infectieuse (jaune sale avec parcelles alimentaires).
    b. Lientérique.

II. Diarrhées jaunes et séreuses . . . . . .

    c. Réflexe à frigore (synoque infectieuse et saisonnière).
    d. Réflexe de dentition.

III. Diarrhées vertes . . .

    e. Bilieuse non bacillaire.
    f. Bacillaire. { 1° bénigne. 2° moyenne. 3° cholériforme. }

IV. Diarrhée blanche et séreuse . . . .

    g. Choléra infantile nostras et asiatique.

V. Diarr. rouge et glaireuse.

    h. Dysenterie.

VI. Diarrhée à couleur changeante . . . . . . (successivement séreuse, verte, ocreuse et dysentérique).

    i. Inflammation ambulante de tout le tube digestif (de la bouche à l'anus).

VII. *j.* Diarrhées de maladies infectieuses diverses (rougeole, fièvre typhoïde, tuberculose, syphilis, etc.).

I. — DIARRHÉES ALIMENTAIRES.

a. — Diarrhée alimentaire infectieuse.

1º Établir une bonne hygiène alimentaire.

2º Débarrasser par un purgatif le tube digestif des divers aliments, microbes ou ptomaïnes qui y sont contenus.

Si, malgré l'emploi de ces moyens, la diarrhée persiste, on pourra 3º pratiquer l'antiseptie intestinale, ou 4º utiliser les opiacés ou les astringents qui agissent sur l'élément séreux de la diarrhée.

1º Il sera bon de mettre l'enfant à une diète relative ; si l'estomac paraît très fatigué et intolérant, supprimer complétement le lait et ne donner qu'une eau minérale légère (Saint-Galmier, Condillac, eau de Vals (source la Reine) pendant quelques jours. Appliquer le régime alimentaire exposé dans la première partie ou à l'article *Dyspepsie.* Ajouter au lait un peu de sel et, de préférence, le sucrer avec du sucre de lait et l'additionner de substances alcalines.

M. Lesage insiste beaucoup sur le rôle *antiseptique* de l'acide lactique ; à côté de ce rôle je crois qu'il en a un autre, plus important peut-être, c'est celui d'acide *digestif.*

Quel est l'acide digestif normal du suc gastrique de l'enfant ? L'acide du suc gastrique varie suivant l'alimentation de l'animal ; autrement dit, l'acide du suc gastrique ne provient pas entièrement du sang, mais en grande partie de la décomposition des substances introduites dans l'estomac.

L'acide lactique provient en grande partie du sucre de lait qui, soumis à l'influence du microbe-ferment lactique existant dans le tube digestif, subit la fermentation lactique en présence de la caséine, lorsqu'il se trouve *dans un milieu alcalin* d'une température de 30 à 37°.

Dans la grande majorité des cas, il suffit d'ajouter au lait quelques substances alcalines (bicarbonate de soude, eau de chaux, phosphate de soude) pour voir la digestion du lait se faire plus complétement; j'ai démontré autre part que ces substances agissent sur la digestion, non pas en empêchant la coagulation de la caséine, mais en produisant dans l'estomac et l'intestin de l'acide lactique à l'état naissant.

La fermentation lactique ne peut pas se produire dans un milieu acide; sous aucun prétexte il ne faut donner du lait aigre à l'enfant; ce lait est indigeste parce qu'il empêche le développement du ferment-lactique qui doit décomposer dans les voies digestives le sucre de lait en acide lactique digestif.

Donner des alcalins ou de l'acide lactique revient donc à peu près au même; dans le premier cas, en les ajoutant au lait, on aide à la formation de l'acide lactique dans l'estomac; dans le second cas, on donne, après coup, l'acide qui n'a pas pu se produire dans l'acte digestif.

Dans la dyspepsie aiguë, l'emploi de l'acide lactique est préférable aux alcalins, mais dans la dyspepsie habituelle avec diarrhée d'origine alimentaire on donnera du bicarbonate de soude ou de la magnésie; si l'enfant est élevé au biberon ou au verre, on sucrera le lait avec du sucre de lait (45 gr. par litre), on ajoutera une dose de sel de Vichy suffisante pour lutter contre l'acidité exagérée de l'estomac (de 0,25 à 0,50 centigrammes par repas); le contenu gastro-intestinal étant ramené à l'état alcalin, l'acide lactique se produira en quantité suffisante pour digérer la caséine et empêcher des agents septiques de se développer dans le tube digestif.

2° Les *purgatifs* sont souvent indiqués pour éliminer du tube digestif les matières alimentaires non digérées et les microbes ou ptomaïnes qui se sont développés secondairement.

L'*huile de ricin*, à la dose de 1 gramme, quatre jours de suite, chez des enfants âgés de moins de six mois (Blache); 2 à 3 grammes jusqu'à deux mois.

Le *phosphate de soude* est un des meilleurs purgatifs à employer dans la diarrhée alimentaire des enfants. On le donne à la dose de 0,25 à 0,50 centigrammes par biberon, plusieurs jours de suite. Outre qu'il est purgatif, il doit être considéré comme un des meilleurs adjuvants de la fermentation lactique ; il est donc antiseptique par production d'acide lactique.

Le *calomel*, qui est un purgatif et un diurétique antiseptique, peut s'employer à la dose journalière de 0,15 à 0,25 centigrammes.

Si, malgré l'emploi de ces moyens, la diarrhée persiste, on peut utiliser les médicaments qui diminuent l'élément séreux de la diarrhée (opiacés et astringents) ou la médication antiseptique.

3° *Antiseptiques intestinaux.* — M. le Dr Lesage place au premier rang l'acide lactique, employé en potion selon la formule de M. Hayem (2/100). Nous avons vu que les alcalins agissent de la même façon.

La naphtaline peut être donnée cinq à dix jours de suite.

Naphtaline	0,50 à 1 gr.
Rhum ou cognac	10 grammes.
Julep	50 —

par cuillerées à café dans les 24 heures.

Bien d'autres antiseptiques ont été employés (créosote, salicylate de bismuth, acide phénique, benzoate de soude, etc.), mais les résultats ont été jusqu'ici très incertains ; il est préférable de s'en tenir aux alcalins, à l'acide lactique, à la naphtaline ou au naphtol.

4° *Opiacés et astringents.* — On peut les donner isolément ou simultanément, suivant l'une des formules suivantes :

Sirop de ratanhia. .   .   .   .   30 grammes.
Julep.   30   —

par cuillerée à café toutes les deux heures, une demi-
heure avant la tetée.

Autre :

Elixir parégorique .   .   .   .   V à X gouttes.
Extrait de ratanhia .   .   .   .   0,50 à 1 gr.
Sirop de grande consoude .   .   20 grammes.
Eau distillée   40   —

Même mode d'emploi.

b. — Lientérie.

De temps en temps un purgatif; faciliter la digestion
par l'emploi des alcalins, des acides, de la pepsine ou
de la pancréatine (0,10 à 0,50 centigrammes).

II. — DIARRHÉES JAUNES.

c. — Diarrhée à frigore.

La diarrhée saisonnière et la diarrhée par fièvre
herpétique rentrent le plus souvent dans cette catégorie ; commencer par un purgatif s'il y a un état saburral ; continuer par quelques astringents et les opiacés
si la diarrhée persiste.

d. — Diarrhée de dentition.

Cette diarrhée que l'on a niée existe réellement si je
m'en rapporte à mes observations personnelles ; un très
grand nombre d'enfants, au moment de la sortie des
dents, n'éprouvent aucun malaise ; mais d'autres ont
régulièrement une poussée congestive des bronches,

d'autres de l'intestin, d'autres ont des mouvements de fièvre. Ces accidents disparaissent spontanément après la sortie des dents; cependant, il est toujours bon de surveiller le régime alimentaire qui, dans bien des cas, a été le point de départ de la diarrhée et de traiter celle-ci par les opiacés, les astringents légers ou les antiseptiques, si la diarrhée se prolonge et menace de dégénérer en entérite cholériforme.

III. — DIARRHÉES VERTES.

e. — Diarrhée verte bilieuse non bacillaire.

Cette variété de diarrhée existe surtout dans le premier mois qui suit la naissance; je l'avais vue si souvent chez des enfants venant très bien, que je n'y attachais pas d'importance, la considérant comme un effet de la polycholie si fréquente chez le nouveau-né, et se manifestant en même temps par de l'ictère simple.

MM. Sevestre et Lesage conseillent cependant de ne pas la laisser sans traitement. L'indication principale est de donner des alcalins. Pour obtenir un effet rapide et efficace, il faut donner le bicarbonate de soude à la dose de 1 gramme par kilogramme d'enfant. On ne dépassera pas 5 grammes, car à cette dose les alcalins peuvent causer de la dyspepsie ou du mœlena. (Sevestre.)

f. — Diarrhée verte bacillaire.

Dès l'année 1884, MM. Damaschino et Clado signalèrent dans les selles vertes des enfants un bacille spécial, diminuant en nombre quand la teinte verte diminue.

L'étude la plus complète sur ce sujet est due à M. Lesage, qui cultiva ce bacille et arriva à reproduire la diarrhée verte chez les animaux. (Lire ses différents mémoires, et particulièrement la *Revue de médecine*, décembre 1887 et janvier 1888, ainsi que les diverses communications de M. le professeur Hayem sur ce sujet.)

Je ne veux rappeler ici que la conclusion pratique de ces travaux : la diarrhée verte bacillaire n'existe que chez des enfants au-dessous de deux ans, elle est contagieuse et parfois épidémique. On peut en distinguer trois formes : une forme légère, une forme moyenne et une forme grave ou entérite cholériforme à selles vertes.

D'une série d'expériences, M. Lesage a conclu que l'acide lactique était le meilleur antiseptique contre la diarrhée verte bacillaire. Il le donne selon la formule de M. Hayem :

Acide lactique	2 grammes.
Eau distillée	95 —
Sirop de sucre.	15 —
Essence de menthe	I à II gouttes.

Une cuillerée à café toutes les demi-heures en dehors des tétées. On en fait prendre jusqu'à 20 dans les 24 heures, ce qui représente à peu près 2 grammes d'acide lactique pur.

IV. — DIARRHÉES CHOLÉRIFORMES.

g. — Choléra infantile.

Le choléra infantile répond le plus souvent à la cholérine, au choléra nostras ou asiatique des adultes. On le voit survenir brusquement au milieu d'une santé parfaite ou dans le cours d'une autre diarrhée (diarrhée infectieuse, diarrhée saisonnière, diarrhée verte). Nous avons vu, dans le paragraphe précédent, que M. Lesage décrit une entérite cholériforme à selles vertes, où les symptomes cholériformes paraissent dus à la formation de ptomaïnes en plus grande quantité, et non au bacille virgule ou à un autre microbe. Il n'y a donc pas une entérite cholériforme, mais des entérites cholériformes.

Pour M. Lesage la base thérapeutique est toujours la même, quelle que soit la variété d'entérite cholériforme : acide lactique, en prises d'autant plus fréquentes que les vomissements et la diarrhée seront plus abondants.

TRAITEMENT DE LA DIARRHÉE CHOLÉRIFORME PAR LA DIÈTE HYDRIQUE.

C'est ce traitement que je recommandais dans la première édition de ce formulaire, et je crois que dans bien des cas il rendra encore des services.

C'est une méthode éminemment antiseptique ; entraîner toutes les matières fermentées contenues dans le tube digestif et empêcher de nouvelles substances toxiques de pénétrer dans l'organisme, telle est la base de ce traitement.

Si le lait est pris au biberon, il faut mettre l'enfant à la diète absolue de lait; détruire l'ancien biberon et ne mettre dans le nouveau que de l'eau bouillie ou distillée froide, et mieux ne donner à boire qu'à l'aide d'un verre ou d'une cuiller.

Tel est le principe de la diète hydrique que M. Luton (de Reims), emploie depuis plusieurs années, et qui m'a donné également d'excellents résultats.

L'eau bouillie ou distillée étant lourde et indigeste, on peut ajouter un peu d'eau-de-vie; l'eau pure pouvant renfermer des micro-organismes nuisibles, il y aura avantage à se servir d'une eau minérale légère, facile à digérer et toujours aseptique (Condillac, Alet, Saint-Galmier). M. le Dr Gassot (de Chevilly) prescrit ordinairement l'eau de Vals (source la Reine).

Ce procédé consiste, comme on le voit, à traiter le tube digestif de l'enfant comme un biberon malpropre; on y fait passer le plus d'eau pure possible; l'acide borique n'étant toxique qu'à hautes doses, peut-être pourrait-on en ajouter dans la boisson donnée à l'enfant.

Celui-ci, qui boit avidement tous les liquides qu'on lui présente, accepte ce traitement sans difficulté.

Contre les vomissements du début, on peut employer l'eau de Seltz, la potion de Rivière, l'opium à petites doses; contre le flux intestinal, le nitrate d'argent, l'ipécacuanha en potion ou en lavement.

V. — 4. — Dysenterie.

La constitution médicale, la contagion, le travail de la dentition, l'emploi de lait ou d'eau de mauvaise qualité, des fruits verts, sont autant de causes de dysenterie. Au point de vue du pronostic et du traitement, on peut faire deux grandes divisions : 1º les dysenteries infectieuses, épidémiques et contagieuses, d'un pronostic grave, dans lesquelles le traitement doit être surtout tonique et antiseptique ; 2º les dysenteries congestives et inflammatoires, qui se terminent le plus souvent par la guérison, et qui sont dues soit à la sortie des dents, soit à des changements brusques de température, soit à une mauvaise alimentation. Dans ce dernier cas, le traitement consiste surtout en des soins hygiéniques et une médication émolliente.

FORMULAIRE

Boissons : Eau albumineuse, eau de riz, eau panée, décoction blanche de Sydenham, bouillon dégraissé de poulet ; dans les cas graves, eau alcoolisée.

Dès le début, donner un purgatif salin, sulfate de soude, de magnésie.

S'il y a de l'embarras gastrique, donner un vomitif à l'ipéca ; on s'abstiendra de prescrire le tartre stibié, comme trop débilitant.

Le sulfate de quinine, le quinquina, les médicaments

stimulants (arnica, cannelle, muscade), seront indiqués dans les dysenteries infectieuses.

Le médicament vraiment spécifique de la dysenterie est l'ipéca. On l'emploiera de préférence suivant la méthode suivante :

> Poudre d'ipéca. . . . . 1 gr. 50

Faites bouillir cinq minutes dans 100 grammes d'eau. Filtrez et ajoutez :

> Laudanum de Sydenham . . II à IV gouttes.
> Eau distillée de cannelle . . 10 grammes.
> Sirop de fleurs d'oranger . . 20 —

Pour un enfant de trois ans.

Par cuillerée à dessert, d'heure en heure ; s'il survient des nausées ou vomissements on espace davantage les cuillerées. Cette potion, pour agir, doit être tolérée ; c'est pour cette raison qu'on y ajoutera toujours une certaine quantité d'opium et qu'on surveillera attentivement les effets pour s'opposer aux vomissements.

Cette préparation, légère modification de celle indiquée par Delioux de Savignac, se fait plus rapidement que celle connue sous le nom d'*Ipéca à la brésilienne*.

Voici la formule de cette dernière (pour adulte) :

Prenez 8 grammes d'ipéca concassé ; mettez-les infuser dans 200 grammes d'eau, filtrez, et administrez par cuillerée à bouche ces 200 grammes le premier jour ; le deuxième jour, reprenez ces 8 grammes qui ont servi et faites-les infuser dans 200 grammes d'eau, décantez une deuxième fois et prenez cette infusion le deuxième jour ; le troisième jour, toujours sur ces 8 grammes, versez 200 grammes d'eau bouillante, ne décantez pas, mélangez le bois avec le liquide ; le malade prend le tout par cuillerées à bouche ; si les garde-robes ne sont pas modifiées, vous recommencerez cette série jusqu'à ce que la bile paraisse dans les selles.

Potion antidysentérique

Ipéca pulvérisé . . . . . . 1 gr. 50 c.

Infusez 5 minutes dans :

Eau distillée . . . . 100 grammes.

Filtrez, puis ajoutez :

Sirop de quinquina . . . . . 30 grammes.
Huile essentielle d'anis . . } ââ IV gouttes.
Laudanum de Sydenham . }

Pour un enfant de quatre ans. Par cuillerées à dessert d'heure en heure.

Pour calmer le ténesme, on prescrira des lavements calmants au laudanum ; ou de grands lavements avec une infusion de fleurs de camomille, de feuilles d'eucalyptus, qui en débarassant le rectum des matières qu'il contient, diminuent son excitabilité.

Pour modifier la muqueuse rectale, on se servira de lavements astringents, de lavement à l'ipéca, au nitrate d'argent, à l'iode, au perchlorure de fer.

Lavement à l'Ipéca (Dujardin-Beaumetz).

Formule de MM. Bourdon et Chouppe, modifiée.

Mettez dans 250 grammes d'eau chaude 10 grammes d'ipéca cassé à la main, faites bouillir une minute et administrez en lavement après avoir ajouté, si vous le voulez, quelques gouttes de laudanum.

Cette quantité servira pour deux lavements, dont on donnera un le matin et un le soir, deux heures au moins avant ou après les repas; chez les très jeunes enfants on diminuera la quantité d'eau et d'ipéca.

Lavement albumineux au nitrate d'argent
(Delioux de Savignac).

Dissoudre un blanc d'œuf dans 200 grammes d'eau et y verser simultanément deux solutions, l'une de 0,50 de nitrate d'argent, l'autre de 0,50 de chlorure de sodium.

Lavement iodé (Delioux de Savignac).

Teinture alcoolique d'iode . .	10 à 20 gr.
Iodure de potassium. . . .	0,50 à 1 gr.
Eau distillée	200 à 250 gr.

Formule pour adulte. — Pour un enfant, on diminuera la quantité d'eau et de teinture d'iode.

Lavement chloré

Liqueur de Labarraque . . .	4 grammes.
Eau distillée	150 —

VI. — i. — Inflammation ambulante de tout le tube digestif.

OBSERVATION PERSONNELLE.

Enfant de 8 mois, élevé au biberon, pesant 8 kil. 500, ordinairement bien portant, n'ayant pas encore de dent, devient agité, grognon. Au premier examen (25 sept. 1886), langue blanche, présentant sur sa partie gauche une large plaque exfoliée ; l'enfant salive abondamment, a de la fièvre, constipation. Les jours suivants, l'enfant qui paraît très altéré, repousse le biberon en jetant des cris aussitôt qu'il cherche à déglutir. Le 2 octobre vomissements d'abord alimentaires, puis séreux abondants ; la constipation fait place à une diarrhée, qui prend bientôt l'aspect d'une diarrhée cholériforme ; les selles sont aqueuses, dans quelques-unes seulement, matières vertes. La soif est très vive.

Le 3, les vomissements ont cessé, la diarrhée continue ; du 4 au 6 les selles diminuent de fréquence (4 à 6 par jour) et de blanches séreuses passent bientôt à une teinte jaune ocreuse ; la température est très élevée (39° 6) ; l'enfant a les joues rouges ; les selles sont abondantes et fétides. Bref, l'enfant présente tous les symptômes décrits par Trousseau dans l'entérite cholériforme infantile à réaction typhoïde.

Le 10 octobre après une journée d'accalmie, l'enfant a des selles fréquentes et abondantes, nettement dysentériques. La dysenterie dura 6 jours ; les derniers jours seulement (17 et 18 oct.), l'enfant est pris de ténesme ; très souvent il rejette quelques matières glaireuses et sanguinolentes en faisant des efforts et en poussant des cris.

La situation paraissait désespérée ; l'enfant profondément émacié avait perdu plus de 500 grammes en moins de 3 semaines ; des accès de fièvre survenaient plusieurs fois par jour.

Entre temps, les 2 incisives médianes inférieures étaient sorties ; l'appétit ne tarda pas à reprendre, et à ma grande surprise l'enfant se rétablit rapidement sans rien qui indiquât une altération quelconque des voies digestives ; à 10 mois cet enfant pesait 8 kil. 600.

Quelle était cette affection, présentant successivement de la desquamation épithéliale de la langue, de la dysphagie, des vomissements, de la diarrhée cholériforme, de la diarrhée ocreuse, de la dysenterie? se terminant brusquement par la guérison après ce dernier accident, alors que l'état général faisait plutôt craindre une terminaison funeste?

N'est-il pas permis de supposer qu'il s'agissait dans ce cas d'une maladie inflammatoire ayant débuté par la bouche, et ayant envahi successivement l'œsophage, l'estomac, l'intestin grêle et le gros intestin; la maladie guérissant d'un côté progressait de l'autre; elle commença par la bouche pour finir à l'anus après avoir pris chaque partie du tube digestif l'une après l'autre.

M. Chauffard a déjà décrit un cas d'érysipèle du tube digestif ayant débuté dans le pharynx et s'étant terminé à l'anus, après avoir envahi successivement toutes les parties du tube digestif. On a cité des cas d'aphthes, paraissant avoir envahi également le tube digestif.

Dans le cas que je viens de signaler il ne s'agiss évidemment pas d'érysipèle ambulant; si l'on peut juger de affection d'après ce qui s'est passé sur la langue, on peut dire qu'il s'agissait plutôt là d'une maladie inflammatoire desquamative.

Cette observation, où la progression de la maladie était si nette m'amène à poser cette question : n'existe-t-il pas une maladie spéciale pouvant envahir successivement toutes les parties du tube digestif? présentant ce caractère commun avec l'érysipèle de progresser vers les parties saines, tout en guérissant rapidement.

J'ajouterai que chez l'enfant en question la maladie fit son apparition au moment de la sortie des 2 premières dents.

N'y avait-il là qu'une coïncidence, ou doit-on conclure, qu'au moment de la dentition il y a en même temps une évolution de structure de tout le tube digestif, correspondant à un besoin physiologique par changement de nourriture, évolution le plus souvent insensible, mais qui, dans certains cas, peut se manifester par une crise suraiguë donnant lieu aux symptômes que j'ai signalés ci-dessus.

Il m'est impossible de répondre à ces divers points. Depuis trois ans que j'ai vu ce cas, je n'ai pas eu occasion d'en observer un second semblable; cependant, j'ai cru intéressant d'appeler l'attention sur ce cas pathologique peu commun.

Le traitement a consisté dans l'emploi des antiphlo-

gistiques (potion alcaline opiacée, cataplasmes émollients) et surtout dans l'observation d'une demi-diète
rigoureuse (lait coupé, bouillon de poulet).

VII. — j. — Diarrhée des maladies infectieuses.

Je renvoie aux articles *rougeole*, *fièvre typhoïde*, etc.,
où sont exposés les traitements de cette complication
spéciale.

§ 2. — Entérite de la seconde enfance.

Le régime de l'enfant sera surveillé; en dehors des
prescriptions précédentes, on pourra utiliser un grand
nombre de préparations que l'on trouvera énumérées
dans le formulaire suivant :

Boissons : eau de riz, eau panée, eau albumineuse,
décoction blanche de Sydenham, eau de gomme,
décoction de racine de grande consoude ou de semences
de coing.

Eau albumineuse.

Blancs d'œufs	N° 4
Eau commune	1000
Eau de fleurs d'oranger	10

Battez les blancs d'œufs avec peu d'eau, ajoutez le
reste, passez et mélangez l'eau de fleurs d'oranger.
Sucrez avec 100 grammes de sirop simple ou de sirop
de coing.

Décoction blanche de Sydenham (Codex).

Phosphate tri-calcique	10
Mie de pain	20
Gomme arabique pulvérisée	10
Sucre blanc	60
Eau de fleurs d'oranger	10
Eau distillée	q. s.

Dose *ad libitum*.

On appliquera sur le ventre un cataplasme à la farine de graine de lin ou une compresse de flanelle imbibée d'huile de camomille camphrée et laudanisée.

S'il y a des coliques, on prescrira outre les cataplasmes une potion opiacée (une demi-goutte de laudanum en potion, par six mois de l'enfant). Le diascordium peut être également employé. Le sous-nitrate de bismuth, pour être utile, doit être en poudre impalpable.

Dès que le sel bismuthique étant administré on voit les selles noircir, on doit bien augurer du traitement : c'est l'indice d'une cessation prochaine de la diarrhée (Damaschino).

Potions antidiarrhéiques.

Julep gommeux	125	grammes.
S.-nitr. de bismuth fin' pulv.	2	—
Laudanum de Sydenham .	III	gouttes.

Par cuillerée à dessert d'heure en heure pour un enfant de deux ans.

Autre :

S.-nitr. de bismuth fin¹ pulv.	2	grammes.
Gomme arabique pulvérisée.	6	—
Sirop de coings	30	—
Sirop diacode	10	—
Eau distillée	70	—
Eau de chaux	10	—

Pour un enfant du même âge; même mode d'administration.

Autre :

S.-nitr. de bismuth. . . .	2	grammes.
Craie préparée	6	—
Gomme arabique.	8	—
Sirop de grande consoude. .	30	—
Sirop de fleurs d'oranger. .	20	—
Eau distillée	100	—

Par cuillerée à bouche.

On peut multiplier les formules à l'infini, suivant les indications de la maladie ou les goûts de l'enfant; on se rappellera qu'il faut toujours mettre une certaine quantité de gomme pour tenir le bismuth en suspension.

Lavement d'amidon.

Amidon.	5	grammes.
Eau froide	30	—

Délayez; ajoutez :

Eau bouillante	100	grammes.

Remuez quelques instants.

On peut ajouter 1, 2, 3 gouttes de laudanum, suivant l'âge des enfants.

Pour les enfants au-dessous de deux ans, la quantité de liquide pour un lavement ne devra pas dépasser 60 à 90 grammes; 120 à 150 pour les enfants de deux à cinq ans, 240 pour les enfants de cinq à huit ans (d'Espine et Picot). On mettra moins de liquide et l'on ajoutera toujours une petite dose d'opium, pour rendre le rectum moins excitable, lorsque le lavement ne doit pas être rendu (Ex. : lavement alimentaire au sulfate de quinine, etc.).

Lavement contre la diarrhée (Trousseau).

Eau de chaux.	40
Décocté de riz.	60
Laudanum de Sydenham . . .	quantité variable.

Lavement contre la diarrhée (Trousseau).

Nitrate d'argent	0,05 centigr.
Eau distillée	150 grammes.

Deux fois ce lavement dans les 24 heures. — Ne l'employer que dans les cas très tenaces, rebelles jusque-là à tout autre traitement.

Lorsque l'enfant se refroidit on instituera une médication stimulante énergique (alcool, café, vins, spiritueux, bains de vin tiède (J. Simon), bain sinapisé (Trousseau) frictions alcooliques). On peut faire des injections sous-cutanées avec un et même deux grammes d'éther pur, par demi-seringue de Pravaz répétées deux, trois, quatre fois dans les 24 heures. On doit lutter contre la maladie alors même que l'enfant paraît à la dernière extrémité, car l'on a vu quelquefois la période de réaction s'établir au moment où toute chance de guérison semblait perdue.

La convalescence exigera les plus grandes précautions, car le plus petit écart de régime peut être cause de la mort de l'enfant.

§ 3. — Entérite chronique.

L'entérite chronique persiste souvent à la suite de l'entérite aiguë; comme celle-ci, elle reconnaît pour cause un mauvais régime alimentaire. Des repas trop copieux, trop fréquents, une nourriture trop forte pour l'estomac de l'enfant sont les causes les plus communes de l'entérite chronique. Avant donc de commencer toute espèce de traitement, on instituera une bonne hygiène alimentaire.

On emploiera au moment des repas le sous-nitrate de bismuth, la craie préparée (voir l'article *Dyspepsie*). Pour exciter l'appétit chez les enfants âgés de plus de deux ans, on pourra employer les vins de colombo, de quassia, de quinquina, de noix vomique, de noyer phosphaté, etc.

S'il y a de la diarrhée, sans phénomène inflammatoire aigu, les astringents seront utiles (ratanhia, cachou, bois de campêche, tannin, monésia, bistorte).

Tisane de cachou.

Cachou concassé	8 grammes.
Eau bouillante	1000 —

Poudre aromatique (Ph. brit.).

Cannelle, 113,4; muscade, 85,05; safran, 85,05; girofle, 42,52; cardamone, 28,85; sucre en poudre, 453,6.

Poudre de craie aromatique (Ph. brit.).

Poudre aromatique (Ph. brit.)	1360,8
Carbonate de chaux	153,6

Dose : 1 à 2 grammes.

Potion astringente.

Extrait fluide de ratanhia . .	2	grammes.
Sirop de gomme	30	—
Eau de chaux	10	—
Eau dist. de fleurs d'orangers .	10	—
Eau distillée	70	—

Par cuillerée à bouche.

Chez les enfants assez grands pour prendre des pilules, on pourra prescrire les préparations suivantes :

Conserve de roses rouges.

Poudre de roses rouges . . .	50	grammes.
Eau distillée de roses pâles . .	100	—
Sucre en poudre	400	—

Dans un mortier de marbre, divisez la poudre dans l'eau et, après 24 heures de contact, ajoutez le sucre. 2 à 8 grammes par jour.

Bols contre la diarrhée.

Conserves de roses rouges. . .	20 centigr.
Diascordium	20 —
Sous-nitrate de bismuth . . .	q. s.

Pour un bol.

4 à 10 dans les 24 heures, chez un enfant de 12 ans.

La viande crue trouve quelquefois son indication dans le traitement des diarrhées chroniques de l'enfance. Weisse (de Saint-Pétersbourg), Trousseau ont montré que, chez les enfants sevrés atteints de diarrhée, la viande crue opérait souvent de véritables résurrections. On emploie la viande de bœuf ou de mouton, dont on a enlevé la graisse et les parties fibreuses; on la réduit en pulpe et on la fait prendre à l'enfant soit pure, soit mêlée de sucre, de cognac ou de gelée de coing. L'enfant accepte généralement cette viande avec plaisir; on en donnera 40, 60, 100 grammes par jour, suivant l'âge et les besoins de l'enfant. Pour éviter le ver solitaire, on préférera la viande crue de mouton à celle de bœuf; les garde-robes de l'enfant seront surveillées pendant plusieurs mois à la suite de ce régime.

§ 4. — Typhlite et pérityphlite.

Étiologie. — Les aliments non digérés et de consistance dure agissant comme de véritables corps étrangers, les concrétions intestinales, les contusions sont les principales causes de la typhlite chez les enfants.

Les noyaux de cerises, les accumulations de corps durs, tels que des pépins de raisins, sont une cause fréquente de cette inflammation.

Traitement. — Purgatifs légers, cataplasmes, bains tièdes, grands lavements émollients (au son, à la graine de lin, à l'huile d'olive).

« La quantité d'eau à injecter doit être en moyenne d'un litre par lavement dans la première enfance, et de deux litres dans la seconde. Nous avons vu disparaître après un seul lavement une tumeur de la fosse iliaque droite, qui avait été prise pour une pérityphlite et qui avait résisté à des purgations répétées. » (D'Espine et Picot.)

S'il survient une perforation, on cherchera à immobiliser l'intestin par l'emploi de l'opium à haute dose ; pour la même raison, on donnera le moins possible d'aliments et l'on évitera les purgatifs, on calmera les douleurs par l'hydrate de chloral, les piqûres de morphine ; on fera des frictions sur l'abdomen avec l'onguent napolitain ; on mettra des sangsues et une vessie remplie de glace sur le point le plus douloureux.

L'intervention chirurgicale peut devenir nécessaire, soit pour aller à la recherche du corps étranger, soit pour ouvrir l'abcès consécutif à la pérityphlite.

§ 5. — Tuberculose des ganglions mésentériques, adénopathie mésentérique ou carreau.

Traitement général. — Huile de foie de morue, vin de noyer phosphaté, sirops à l'iodure de fer, au phosphate de chaux, liqueur de Fowler. Les bains de mer, l'hydrothérapie, les eaux thermales sulfureuses (eaux des Pyrénées, Enghien, Saint-Honoré, etc.), arsenicales (la Bourboule, Mont-Dore), bromo-iodurées et salines (Salins, Salies de Béarn) rendent les plus grands services et doivent entrer en première ligne dans le traitement de cette affection.

Traitement local. — On fera tous les jours ou tous les deux jours, suivant l'âge de l'enfant et l'effet produit, des badigeonnages sur le ventre avec la teinture d'iode pure ou étendue d'eau par tiers ou par moitié ; on emploiera les pommades iodurées additionnées d'extrait de belladone ou de ciguë.

Les vésicatoires volants, les révulsifs à la térébenthine ou à la poix de Bourgogne, les pointes de feu peuvent être utiles dans certains cas bien déterminés ; les préparations mercurielles, emplâtre de Vigo, onguent napolitain, doivent être aussi essayées à l'extérieur.

Les autres symptômes (douleur, fièvre, etc.), seront traités par les moyens ordinaires (chloral, codéine, morphine, antipyrine, préparations quiniques).

§ 6. — Vers intestinaux.

Toutes les fois qu'on prescrira un remède contre les vers, on n'oubliera pas de donner en même temps un purgatif, qui ne doit pas agir seulement en facilitant l'expulsion du ver étourdi ou tué par le médicament, mais surtout en empêchant l'absorption de ce médicament par les parois gastro-intestinales. Voilà pourquoi les purgatifs huileux, qui opèrent par indigestion, sont les agents qui fournissent les meilleurs résultats toutes les fois que l'on veut provoquer l'expulsion des vers intestinaux.

Ceci explique comment une très petite dose de santonine, administrée sous forme de pastilles de chocolat, par exemple, agit beaucoup mieux qu'une dose plus forte donnée dans des tablettes suivant la formule du Codex ou dans du miel ; ces dernières substances sont absorbées en grande partie par l'estomac et ne vont pas en totalité jusque dans l'intestin grêle; par conséquent, la matière active pénètre immédiatement dans la circulation et risque de causer des phénomènes d'intoxication sans avoir rien fait sur les parasites dont la plus grande partie est renfermée dans le petit intestin.

La santonine, au contraire, mêlée à un corps gras (ici le beurre de cacao), est mal digérée, traverse tout l'intestin et, pour cette raison, agit beaucoup mieux sur les vers qui y sont contenus.

Il faut donc administrer les vermicides avec des substances qui en empêchent l'absorption; c'est un point sur lequel on n'a pas encore insisté. Pour obtenir le maximum d'effet il faut donner les antidigestifs non pas après, mais avant ou au moins en même temps qu'on fait prendre le remède contre les vers.

1° *Tænia solitaire, inermis et botriocéphale.*

Les substances les plus employées contre les différentes espèces de tænias, sont : le kousso (4 à 8 gr.), l'écorce de racine de grenadier (30 gr.), et le tannate de pelle-tiérine, la fougère mâle, la graine de citrouille.

Electuaire vermifuge (Bouchut).

Semences de citrouilles mondées et pilées .	25 à 45 gr.
Miel de Narbonne	20 gr.

F. s. a. un électuaire, à donner par cuillerée à dessert toutes les demi-heures.

Potion contre le tænia (Dupont).

Semences de courges mondées.	20 à 45 gr.
Sucre blanc	25 grammes.
Lait	60 —

Réduisez les semences en pâte avec le sucre ; ajoutez le lait peu à peu en triturant ; passez, exprimez. — 240 grammes de semences entières fournissent environ 50 grammes de semences mondées.

Cette émulsion doit être administrée à jeun. Deux heures après, donner de l'huile de ricin.

Potion à la teinture de Kamala (Davaine).

    Teinture de kamala . . . . .   6 grammes.
    Sirop d'écorces d'oranges . .   20   —
    Eau aromatique   120   —

Si le ver n'est pas rendu deux heures après la dernière dose, le malade prend l'huile de ricin. (Dujardin-Beaumetz.)

Potion à l'huile éthérée de fougère mâle.

    Huile éthérée de fougère mâle.   3 grammes.
    Teinture de vanille   3   —
    Sirop de térébenthine. . . .   25   —
    Gomme arabique pulvérisée. .   2   —
    Eau distillée   25   —

A prendre d'une seule fois dans égale quantité de lait. — Huile de ricin quelques heures après.

2° *Ascarides lombricoïdes*

Les principaux médicaments employés contre les lombrics, sont : la mousse de Corse, le semen-contra et son glycoside la santonine, les sels de mercure et surtout le calomel.

Lait vermifuge (Bouchardat).

    Mousse de Corse . . . . . .   5 grammes.
    Lait bouillant   100   —
    Sucre.   20   —

Prendre en une fois, le matin à jeun. Cette dose convient à un enfant de deux ans ; chez les enfants plus âgés on pourra donner 8, 10, 15, 20 grammes.

Sirop vermifuge de Boullay.

Mousse de Corse mondée . .	160 grammes.
Eau	1000 —
Calamus aromaticus. . .	
Angélique	àà 30 —
Séné.	
Sucre	1000 —

Une cuillerée à bouche pour les enfants de deux à quatre ans. On continue trois jours de suite.

La poudre de semen-contra se donne à la dose de 1 à 6 grammes, mélangée avec du miel ou délayée dans un verre de lait ; on continue pendant trois jours.

Potion anthelminthique.

Mousse de Corse	8 grammes.
Semen contra	4 —
Lait	125 —
Sirop de manne	30 —

Faire infuser la mousse et le semen-contra dans le lait et ajouter le sirop. — Le matin à jeun, chez des enfants de 8 à 10 ans.

Poudre vermifuge composée.

Poudre de mousse de Corse .	2 grammes.
Poudre de semen-contra . .	2 —
Magnésie anglaise	1 —

Pour un paquet.

Prendre le matin ; délayer dans du miel ou du lait.

La saveur désagréable du semen-contra déplaît quelquefois aux enfants ; on emploiera alors la santonine, glycoside tiré du semen-contra. Cette substance, très active contre les ascarides, a l'avantage d'être insipide. On l'administre à la dose de 5 à 60 centigrammes ; on pourra en donner 5 centigrammes à un enfant de deux ans, 10 à un enfant de trois ans, 15 à un enfant de quatre ans, et ainsi de suite en augmentant de 5 centigrammes par année (Bouchut). La santonine colore les urines en jaune et fait souvent voir les objets comme teints d'une couleur verdâtre.

Tablettes de santonine (Codex).

Santonine pulvérisée . . .	10 grammes.
Sucre blanc.	2000 —
Mucilage de gomme adrag. .	180 —

Faites des tablettes de 2 décigrammes. — Chaque tablette représente 1 centigr. de santonine. Doses : 5 à 30.

Pastilles vermifuges.

Chocolat	100 grammes.
Santonine	3 —

Pour 300 pastilles.
Doses : de 5 à 20.

Poudre vermifuge (Bouchut).

Calomel à la vapeur	0,15 centigr.
Santonine	0,10 —
Sucre de lait pulvérisé . . .	1 gramme.

Mêlez. A donner le matin, à jeun, dans une cuillerée à café de miel, à un enfant de quatre ans environ, pour détruire les ascarides lombricoïdes et les oxyures vermiculaires.

Espèces anthelminthiques (Codex).

Absinthe . . . .
Tanaisie . . . .
Fl. de camomille, ...
Semen-contra. . . . . . . } àà p. e.

Dose : 10 à 20/1000 en infusion.

On trouve dans les pharmacies des biscuits vermifuges à la santonine ou au calomel, dosés à un décigramme ; on en donnera la moitié seulement aux enfants au dessous de 4 ans.

3° *Oxyures vermiculaires.*

Lavement salé.

Sel . . . . 40 grammes.
Eau . . . . 200 —

Lavement au calomel.

Calomel. . . . . 0,25 centigr.
Mucilago de graine de lin. . 125 grammes.

Suspendre le calomel dans le mucilage et donner en lavement, matin et soir, avec une seringue de verre.

Autre :

Suie de bois tamisée. . . . . 25 grammes.

Faire bouillir un quart d'heure dans :

Eau . . . . 200 grammes.

Passer ; pour un lavement que l'on donne plusieurs jours de suite, une demi-heure avant de coucher l'enfant.

Les *lavements à la glycérine pure* ou étendue d'eau, 50 à 100 gr., plusieurs fois par semaine, réussissent le plus souvent.

Suppositoire,

Beurre de cacao . . . . . .   4 grammes.
Calomel . . . .   0,10 centigr.

Autre : (Trousseau.)

Beurre de cacao . . . . . .   4 grammes,
Acide tannique   1   —

Lavement (West.)

Eau de chaux   120
Solution de perchlor. de fer .   X gouttes.

L'onguent gris, la pommade au calomel seront suffisants dans bien des cas.

CHAPITRE V

MALADIES DU PÉRITOINE

§ 1. — Péritonite aiguë.

Péritonite des nouveau-nés. — Celle-ci apparaît pendant les épidémies de fièvre puerpérale ; on doit la considérer comme étant une maladie infectieuse qui a pour point de départ l'empoisonnement de la plaie ombilicale par les germes répandus dans l'air ou déposés sur les objets mis en contact avec cette plaie.

Prophylaxie. — Isoler les enfants nouveau-nés des mères atteintes de fièvre puerpérale; les personnes qui soignent la mère ne devront pas habiller l'enfant ni toucher aux langes qui lui sont destinés; antiseptie rigoureuse; panser la plaie ombilicale avec de la vaseline boriquée.

Traitement. — Comme dans toutes les maladies infectieuses, deux indications principales : 1° soutenir autant que possible les forces du petit malade; 2° atténuer et chercher à neutraliser le virus par des pansements locaux et une médication générale.

Mettre l'enfant au sein; lui donner en outre de l'eau additionnée de cognac ou de vin de Grenache, Malaga, Porto, Champagne, etc; préparations quiniques.

Donner de grands bains de vin tiède, deux fois par jour. Remplir l'infundibulum ombilical avec de la poudre d'acide borique; faire sur le ventre des badigeonnages au collodion riciné et térébenthiné qui, par la constriction qu'il exercera, s'opposera à l'absorption des germes par les vaisseaux capillaires; ce moyen est assurément bien infidèle, mais actuellement nous n'en avons pas d'autre à notre disposition.

Péritonite aiguë non puerpérale. — 1° *Traitement local.* Employer un ou plusieurs des procédés suivants : Appliquer un plus ou moins grand nombre de sangsues suivant l'âge et la vigueur de l'enfant. (Il faut être très sobre de ce procédé qui a le grand inconvénient de débiliter les enfants.)

Applications continuelles de glace ou de cataplasmes glacés et laudanisés.

Cataplasmes à la farine de lin, avec feuilles de jusquiame, de morelle et tête de pavot.

Onguent mercuriel belladoné.

Révulsifs (liniment térébenthiné, vésicatoire).

2° *Traitement général.* — Opium à doses fractionnées (1/2 à 1 centigramme toutes les heures ou toutes les deux heures suivant l'âge de l'enfant), surtout dans les cas de péritonite par perforation intestinale.

Calomel, à doses fractionnées, 1 à 2 centigrammes toutes les deux heures pour un enfant de deux ans ; on peut alterner ces deux médicaments ou les mêler, suivant la formule :

<pre>
Calomel . . . .   0,20 centigr.
Opium brut   0,10   —
</pre>

Mêlez et divisez en 10 paquets.

§ 2. — Péritonite chronique tuberculeuse

Traitement général de la tuberculose. — Bains de mer, bains sulfureux ; huile de foie de morue, iodure de potassium, de fer, phosphate de fer et de manganèse, hypophosphite de chaux, de soude, alimentation forcée, poudre de viande, viande crue, etc.

Traitement local. — Badigeonnages à la teinture

d'iode, onctions avec l'huile de foie de morue iodée, ou la pommade à l'iodure de potassium.

Les vésicatoires volants, le collodion sont indiqués : les premiers lorsqu'il y a des douleurs vives, le second lorsqu'il y a du tympanisme. Si l'épanchement est assez considérable pour gêner les fonctions des appareils digestif et respiratoire, on pratiquera la ponction avec l'appareil Potain ou Dieulafoy.

CHAPITRE VI

MALADIES DU FOIE ET DES VOIES BILIAIRES

§ 1. — Ictère des nouveau-nés.

Au point de vue thérapeutique, on doit distinguer les ictères des enfants nouveau-nés en ictère bénin et ictère grave. Le premier guérit spontanément; le second est presque toujours mortel.

Dans le cas d'ictère bénin, on examinera la plaie ombilicale ; s'il y a de la rougeur ou des excoriations, on fera le pansement à la vaseline boriquée.

L'ictère grave peut tenir à une malformation des voies biliaires; mais le plus souvent il y a phlébite infectieuse, et l'inflammation du foie est consécutive à l'empoisonnement de la plaie ombilicale par des germes septiques. Toutes les fois que la mère présente des accidents septicémiques ou pyohémiques (fièvre puerpérale, érysipèle, phlegmons péri-utérins), et que la plaie ombilicale n'est pas encore fermée, on doit éloigner l'enfant et appliquer des pansements antiseptiques.

<pre>
Vaseline. . . . .   20 grammes.
Acide borique . . . . . . ;   4   —
</pre>

ou bien appliquer sur la plaie un linge propre imbibé de solution boriquée à 4/100.

Lavages ou grands bains à l'eau alcoolisée, salicylée ou chargée de tannin.

Une des nombreuses ouates préparées pour les pansements antiseptiques pourront rendre des services. En même temps on fera sur la région du foie des frictions avec la *pommade alcaline* suivante : (Bouchut.)

<pre>
Axonge . . . .   20 grammes.
Carbonate de soude   5   —
</pre>

On évitera la constipation qui pourrait augmenter les manifestations ictériques en donnant un léger purgatif, huile d'amandes douces, sirop de chicorée, etc., ou un lavement simple ou huileux. Enfin, on n'oubliera pas que l'on se trouve en présence d'une maladie rapidement débilitante, et l'on cherchera à soutenir les forces du petit malade en lui donnant une très bonne nourrice ; lait à la cuiller, vins généreux très étendus d'eau, et bains au vin chaud si l'enfant ne peut pas prendre le sein.

§ 2. — Ictère simple. Jaunisse.

L'ictère simple de la seconde enfance est le plus souvent la suite, comme chez l'adulte, d'un catarrhe gastro-duodénal ou d'un accès de fièvre herpétique. L'atrophie jaune aiguë du foie, l'empoisonnement par le phosphore sont deux causes qui devront toujours être présentes à l'esprit du praticien.

Purgatifs salins et drastiques (sulfate de soude, de magnésie, calomel, rhubarbe, jalap, scammonée, podophylline), une ou deux fois par semaine ; eaux minérales alcalines, le matin et au moment des repas ; comme boisson ordinaire, limonade et eau gazeuse avec sirops de groseilles, de cerises, etc.

CHAPITRE VII

MALADIES DES REINS ET DES VOIES URINAIRES

§ 1. — Néphrite albumineuse.

Le mal de Bright proprement dit n'existe pas chez l'enfant ; l'artério-sclérose généralisée avec néphrite scléreuse est une lésion de l'adulte et du vieillard.

Les néphrites de l'enfant sont surtout congestives ou desquamatives ; on les observe principalement dans le cours de la scarlatine, de la diphthérie, de la pyohémie, dans l'empoisonnement par la cantharide (vésicatoires); la néphrite catarrhale simple par refroidissement est elle-même assez rare ainsi que la congestion rénale d'origine cardiaque.

Les médicaments artériels (iodure de sodium ou de potassium) qui trouvent souvent leur emploi dans la néphrite de l'adulte, ne sont donc pas à employer dans les cas de néphrite albumineuse de l'enfance.

Les révulsifs au niveau de la région lombaire, un régime sévère et surtout la diète lactée, quelques diurétiques formeront la base de la médication.

Éviter les saignées chez les jeunes enfants, qui ne sont déjà que trop affaiblis par la scarlatine ou la diphthérie.

Employer les bains d'air chaud ou les bains de vapeur, en prenant les plus grandes précautions pour éviter les refroidissements; faire des frictions sèches, du massage quand la maladie tend à passer à l'état chronique.

On donnera le lait pur ou additionné de sel marin (2 à 6 grammes par jour). Semmola et Jaccoud.

Comme médicaments astringents : tannin ou acide gallique en pilules.

Diurétiques : eau en abondance sous forme de lait, de tisane d'uva ursi, de fleurs de genêt, de reine des prés, de pariétaire, de queues de cerise, macération de feuilles de digitale.

La crème de tartre, le nitrate et l'acétate de potasse, l'acide nitrique alcoolisé pourront être ajoutés dans une de ces tisanes.

Le jaborandi et son alcaloïde, la pilocarpine, seront également utiles pour provoquer la transpiration.

Au début de la convalescence, ferrugineux et amers (quassia, gentiane).

La fuchsine, à la dose de 10 à 20 centigrammes par jour, a donné quelques bons résultats.

> Fuchsine. . . . .   0,05 centigr.
> Extrait de rhubarbe . . . .   q. s.

Pour une pilule.

Il ne faudra jamais perdre de vue, avant d'instituer une médication dans le cas de néphrite albumineuse, que la perméabilité du rein étant entravée, les agents thérapeutiques ont une grande tendance à s'accumuler dans l'organisme et à produire des accidents; il faudra s'abstenir des préparations morphinées, surveiller l'emploi de tous les médicaments actifs, ne jamais mettre de vésicatoire dont la cantharide irriterait encore le rein malade.

§ 2. — Incontinence nocturne d'urine.

1° Réprimandes et intimidation.

2° Prescrire tout ce qui peut tonifier l'enfant (ferrugineux, bains de mer, douches et bains froids, frictions, noix vomique).

3° Essayer certains médicaments que l'on a recommandés dans cette affection (belladone, ergot de seigle, bromure de potassium, chloral, acide benzoïque, 5 à 20 centigrammes).

4° Lever l'enfant une ou deux fois par nuit, régulièrement à la même heure; usage modéré des boissons, surtout le soir.

FORMULAIRE

Pilules contre l'incontinence d'urine (Trousseau).

Extrait de belladone.	1/2 à 1 centigr.
Poudre de racine de belladone . . .	1 à 2 —

Pour une pilule.

Commencer par une pilule chaque soir, pendant huit jours ; au bout de ce temps, augmenter progressivement jusqu'à 15 ou 20 centigrammes pendant plusieurs mois. Surveiller les pupilles.

Ou bien :

Teinture de belladone. . . .	V à X gouttes.

Pilules d'ergot et fer (Grimaud).

Limaille de fer	25 centigr.
Ergot	3 —

Pour une pilule.

Sirop à l'ergotine et l'extrait de noix vomique.

Sirop d'écorces d'oranges amères. .	120 grammes.
Ergotine.	1 —
Teinture de noix vomique	XL gouttes.

Trois cuillerées à café par jour pour un enfant de 5 ans.

Bromure de potassium à la dose de 3 à 4 grammes par jour (Bouchut).

§ 3. — Vulvite infantile.

Rechercher minutieusement l'étiologie : oxyures, écoulements leucorrhéiques contagieux, conjonctivite épidémique, irritations locales de causes diverses, suites de scarlatine, rougeole, etc., qui indiquent la direction à donner au traitement.

Traitement local suffisant dans la plupart des cas : propreté extrême et antiseptiques.

Détruire les oxyures, traiter les ophthalmies conco-mitantes ou les manifestations strumeuses. Régime tonique : alimentation substantielle, bains froids ; bains de mer si le mal récidive ou traîne en longueur. Prendre les mesures nécessaires pour éviter la conta-gion.

FORMULAIRE

Irrigations fréquentes avec de l'eau de feuilles de noyer ou une solution tiède boriquée (4 pour 100). Après le lavage, bien essuyer et saupoudrer avec :

Acide borique pulvérisé . . .	10 grammes.
Amidon pulvérisé	30 —

ou enduire avec la pommade :

> Vaseline. . . . . 20 grammes.
> Acide borique . . . . 5 —

Ces moyens ont été suffisants dans les cas que j'ai eu à traiter.

Solution antileucorrhéique (Maury).

> Acide salicylique 1
> Eau distillée. 300

Autre solution :

> Sulfate de zinc. 5
> Eau distillée. 1000

Autre :

> Sublimé . . . . 1 gramme.
> Eau distillée . . . . 1000 —
> Alcool . . . . q. s.

Pour lotions et irrigations.

On peut se servir également de lotions à l'acétate de plomb, au tannin, au sulfate de cuivre, à l'écorce de chêne, noix de galles, alun, goudron, acide phénique, etc.

Fomentation vineuse avec les roses rouges.

> Roses de Provins. . . . . . 60 grammes.
> Vin rouge . . . . 1000 —

Mettez le vin dans un vase couvert, avec les roses, et chauffez jusqu'à une température voisine de l'ébullition ; retirez du feu, laissez infuser pendant une heure et passez avec forte expression.

On peut ajouter, suivant les indications, 50 à 60 grammes d'alcool.

Solution de perchlorure de fer.

```
Perchlorure de fer  .  .  .  .  .    15 grammes.
Eau .  .  .  .  .  .  .  .  .  . 1000    —
```

Solution iodo-tannique.

```
Iode .  .  .  .  .  .  .  .  .  .    5 grammes.
Tannin .  .  .  .  .  .  .  .     15    —
Eau .  .  .  .  .  .  .  .  . 1000    —
```

Évaporez jusqu'à réduction à 1000. Pour irrigations et pansements.

Pour le traitement général, hydrothérapie, lotions froides, bains de siège, bains froids, bains de mer, bonne alimentation, ferrugineux, quinquina, huile de foie de morue, phosphate et sel marin.

—

MALADIES DE L'APPAREIL RESPIRATOIRE

—

CHAPITRE Ier

MALADIE DES FOSSES NASALES

§ 1. — Coryza aigu.

Le traitement de l'inflammation de la muqueuse pituitaire varie selon sa nature.

Lorsque le coryza est la suite d'un refroidissement (rhume de cerveau), il y a bien peu de choses à faire et la plupart des remèdes employés échouent constamment. On a conseillé les aspirations de vapeurs d'iode ou d'ammoniaque, de camphre, les fumigations aromatiques.

Fumigations aromatiques (Debreyne).

Benjoin	
Styrax . . . . } āā P. E.	
Gomme ammoniaque	

Mêlez. On projette quantité suffisante de ce mélange sur des charbons ardents et l'on aspire pendant un quart d'heure la vapeur qui s'en dégage.

Flint montrant les rapports entre le coryza et la grippe, s'appuyant en outre sur ce que, dans le rhume, les différentes parties des voies respiratoires sont affectées successivement et non simultanément, ce qui s'expliquerait par le temps nécessaire au parasite pour se multiplier, a cherché à prouver que le coryza est causé par un micro-organisme; d'où l'idée d'un traitement antiparasitaire. Moyens indiqués plus haut : iode, ammoniaque, camphre, vapeur de térébenthine, mélange de quinine et de camphre, solution d'acide salicylique.

Je conseille toujours dans le cas de coryza aigu avec douleurs pharyngées, de prendre constamment des pastilles de Vichy ou de petites gorgées d'eau de Vichy ou de solution de bicarbonate de soude; plusieurs coryzas m'ont semblé rester localisés à la muqueuse pituitaire, grâce à l'emploi des alcalins. Défendre en outre le décubitus dorsal; le malade doit se coucher sur le côté correspondant à la narine affectée, presque sur le ventre.

M. le Dᵣ Gentilhomme (de Reims) a publié plusieurs observations de personnes (adultes), guéries très rapidement par l'emploi de pilules de sulfate d'atropine à la dose d'un quart, d'un demi-milligramme et au delà.

Le *coryza des nouveau-nés* peut devenir dangereux par la gêne apportée dans la succion. Il faut débarrasser les fosses nasales par de légères douches d'air précédées d'introduction d'huile pour amollir les croûtes. Les femmes brésiliennes, lorsque la suffocation rend impossible la prise du sein, aspirent avec leur bouche les sécrétions contenues dans les fosses nasales de leur enfant; ce traitement est peut-être le plus efficace qui existe pour permettre au nourrisson de prendre le sein.

On est quelquefois obligé de renoncer à l'allaitement à la mamelle ou au biberon, et de donner le lait à la cuiller.

Saupoudrer les jambes de farine de moutarde, entourer d'ouate et de taffetas gommé.

On pourra essayer le procédé suivant préconisé par le D' Filatow :

Chlorhydrate de quinine. . . .   1 gramme.
Glycérine   15   —

Deux ou trois gouttes appliquées sur la muqueuse nasale au moyen d'un pinceau, trois ou quatre fois par jour.

Il faut se défier du coryza chez les enfants nouveau-nés, car bien souvent il est de *nature syphilitique*. Dans ce dernier cas, on instituera le traitement général anti-syphilitique et l'on fera deux fois par jour, dans les fosses nasales, des injections tièdes avec la liqueur de Van Swieten étendue d'eau (une cuillerée de liqueur pour trois parties d'eau), et sur les ulcérations de l'orifice des narines on appliquera une pommade contenant 1 à 2 grammes de calomel, ou 0,15 à 0,30 centigrammes de biiodure d'hydrargyre pour 30 grammes d'axonge. (Archambault).

L'asthme, la fièvre de foin peuvent aussi donner lieu à des manifestations du côté des fosses nasales, ainsi que la diphthérie, la morve, la tuberculose, la scrofule.

§ 2. — Coryza chronique et Ozène.

L'*ozène vrai* est dû à l'absence ou à l'atrophie du cornet inférieur; d'où stagnation de l'air et des mucosités dans les fosses nasales, à cause de leur ampleur et, par suite, punaisie. Le traitement doit donc consister à diminuer le calibre des fosses nasales et à rétablir la force du courant d'air expiré tel qu'il existe dans un appareil olfactif normal. Les lavages, injections, irrigations ont un rôle secondaire dans le traitement de l'ozène; il suffit, pour faire disparaître la mauvaise odeur, de placer un petit tampon d'ouate simple dans les fosses nasales. Ce tampon est renouvelé tous les jours; la personne atteinte de cette infirmité arrive assez rapidement à poser elle-même son tampon.

Ce point de pratique est très important et pourtant peu répandu; c'est pourquoi je crois devoir lui donner ici quelques développements empruntés aux travaux de MM. Alfred Martin et de Zaufal.

Chez les jeunes enfants, il n'y a pas d'ozène parce que si les cornets sont petits, le nez est également très petit; mais, à l'âge de la puberté, par suite du développement de la face, la di proportion s'établit et les symptômes de l'ozène vrai apparaissent. Les enfants infectent leur entourage, se plaignent de ne jamais moucher liquide et d'expulser de temps en temps, avec de grands efforts, des croûtes ou des bouchons muqueux verdâtres, expulsion qui soulage notablement. Aucun ozène symptomatique de lésions diathésiques des fosses nasales ne se présente avec cette physionomie.

Le traitement consiste d'abord à enlever les mucosités et pour cela on doit pratiquer les injections faites de telle sorte que le liquide introduit par une narine ressorte par l'autre. Le liquide doit être tiède, légèrement salé ou additionné de chlorate de potasse ; enfin les irrigations se pratiquent d'abord trois fois par jour, puis matin et soir, puis le matin seulement. Elles seront continuées jusqu'à ce que toute odeur ait disparu. Pour modifier la fâcheuse conformation du nez, le malade introduit un tampon d'ouate à l'aide d'une aiguille à tricoter ; on lui recommande de le porter en haut et en dehors vers l'angle externe de l'œil, ce qui le place sur le cornet inférieur. Il doit être placé de telle sorte que le malade en se couchant ne l'expulse pas ; il s'en débarrassera à volonté, tous les deux ou trois jours par exemple, à l'aide d'une irrigation. Le malade, avec un peu d'habileté, arrive très facilement à supprimer son infirmité si pénible pour lui et si désagréable pour son entourage ; mais évidemment toute négligence de sa part le ramène infailliblement à son état antérieur. J'ai vu à la clinique de M. le Dr Martin et depuis, dans ma clientèle, plusieurs malades qui s'étaient fort bien trouvés de l'emploi de ce procédé.

Dans la rhinite hypertrophique l'on devra faire sur la muqueuse des cautérisations ponctuées avec le galvanocautère; si l'on n'a pas ce moyen à sa disposition, essayer des solutions astringentes.

Dans la rhinite ulcéreuse, liée à la syphilis, à la scrofule ou à la tuberculose, traitement général diathésique; de plus double traitement local : 1° grandes irrigations antiseptiques; 2° topiques pour modifier les ulcérations.

1° *Les lavages antiseptiques* se feront avec de l'eau phéniquée (1 pour 1000), chlorurée, avec une solution de permanganate de potasse (4 pour 1000), d'alun, de tannin, d'acétate de plomb, d'acide borique (30 pour 1000), de chlorate de potasse, d'eau oxygénée, d'hydrate de chloral (2 pour 1000), de sulfate de zinc ou de cuivre (0,50 pour 1000), d'eau de goudron, de feuilles de noyer, d'écorce de chêne, de châtaignier.

2° *Pour toucher les ulcérations,* on pourra se servir d'une solution de nitrate d'argent (0,20 centigr. pour 30 grammes d'eau distillée), du crayon de nitrate d'argent, d'un cristal de sulfate de cuivre, d'une solution indiquée au paragraphe précédent mais plus concentrée; ou bien insufflation d'une des poudres :

Calomel . . . .   10 grammes.
Sucre, ...   30   —

Autre :

Nitrate d'argent . . . . .   0,50 centigr.
Poudre de sucre . . . . .   30 grammes.

Autre :

Précipité rouge. . . . . .   0,25 centigr.
Talc de Veniso. . . . . .   20 grammes.
Benjoin pulvérisé   10   —

Autre :

Sous-nitrate de bismuth . .   15 grammes.
Précipité blanc. . . . . .   0,25 centigr.

Autre (Trousseau) :

Calomel . . . .   4 grammes.
Précipité rouge . . . . . .   4.   —
Sucre pulvérisé   15   —

§ 3. — Végétations adénoïdes du pharynx ; hypertrophie de l'amygdale de Luschka.

Cette affection, beaucoup plus fréquente qu'on ne
le croit, existe presque toujours concurremment avec
l'hypertrophie des amygdales comprises entre les piliers du voile du palais. Son diagnostic est important,
car la surdité dépend plus de l'existence de ces végétations que de celle des amygdales ; celles-ci peuvent
être enlevées, la surdité n'en persiste pas moins si l'ouverture des trompes d'Eustache est obstruée par la
troisième amygdale occupant toute la partie supérieure
du pharynx.

Diagnostic à l'aide du doigt ou de la rhinoscopie postérieure.

Extirpation avec les pinces coupantes de Calmettes ou de Lœvenberg, ou cautérisations ponctuées à l'aide du galvanocautère guidé par le miroir. Les astringents portés sur l'amygdale à l'aide d'un pinceau coudé pouvant passer derrière et au-dessus de la luette sont d'une efficacité moins certaine.

§ 4. — Epistaxis.

Station assise, la tête haute ; air frais ; réfrigérants sur le front et entre les épaules ; élévation des bras ; compression des carotides, manuluves et pédiluves sinapisés ; ventouses sèches dans le dos ; injections d'eau tiède ; injections d'eau chargée de perchlorure de fer (une partie pour quatre d'eau), d'eau acidulée (vinaigre, acide tannique).

Introduire le plus profondément possible un tampon d'ouate imbibée de perchlorure de fer étendu.

Dans bien des cas, il sera préférable de pratiquer la rhinoscopie et de cautériser directement le point qui donne du sang.

Si les moyens précédents échouent, tamponnement des fosses nasales avec la sonde de Belloc.

L'ergot de seigle et le perchlorure de fer, à l'intérieur, sont quelquefois utiles.

CHAPITRE II

MALADIES DU LARYNX

§ 1. — Laryngite catarrhale aiguë.

1° Repos au lit, dans une chambre à température modérée;

2° Inhalation de vapeurs émollientes;

3° Boissons chaudes et sirops calmants;

4° Vomitif, s'il y a de l'embarras gastrique.

Ces moyens suffiront dans les cas légers et les cas de moyenne intensité. Si la laryngite est plus sérieuse et s'accompagne de spasmes glottiques :

5° Applications de cataplasmes sinapisés sur le devant du cou et sur les membres inférieurs;

6° Antispasmodiques à l'intérieur.

1. *Toutes les tisanes émollientes* et les sirops anodins trouveront ici leur emploi.

Capillaire du Canada, fleurs de guimauve, fleurs de mauve, fleurs de violettes, fleurs de bouillon blanc, fleurs de bourrache, 4 fleurs pectorales.

8 à 10 grammes pour un litre.

Faire infuser pendant une demi-heure dans un litre d'eau et passer.

Tisane aux quatre fruits.

Fruits pectoraux (jujubes, dattes, figues et raisins, parties égales), 50 grammes.

Faire bouillir pendant une demi-heure dans quantité suffisante d'eau pour obtenir un litre de liquide.

Tisane de gomme.

Gomme arabique concassée. . 20 grammes.
Eau froide . . . . Un litre.

Laver la gomme, la faire dissoudre à froid, puis passer.

Tisane d'orge.

Orge perlé, lavé à l'eau froide. 20 grammes.

Faire bouillir l'orge dans quantité suffisante d'eau jusqu'à ce qu'il soit bien crevé et que le liquide soit réduit à un litre ; passer.

On sucrera ces tisanes avec du miel, du sucre ou un sirop médicamenteux ; on pourra les couper de lait par moitié.

Sirop de baume de Tolu, *ad libitum.*
Sirop de capillaire. —
Sirop de gomme, —
Sirop de guimauve, —
Sirop de violette, —

Sirop d'erysimum composé (Codex).

Orge mondé . . . . 15 grammes.
Raisins secs . . . . 15 —
Racine de réglisse . . . . 15 —
Feuilles de bourrache . . . 20 —

Feuilles de chicorée.	20 grammes.
Erysimum frais	300 —
Racine d'aunée	29 —
Capillaire du Canada . . .	5 —
Sommités de romarin . . .	4 —
Sommités de stœchas . . .	4 —
Anis vert	5 —
Sucre blanc	400 —
Miel blanc.	100 —
Eau	1200 —

II. *Vomitifs.* — Chez l'enfant nouveau-né, on se servira de sirop d'ipéca, qui suffira le plus souvent pour provoquer le vomissement. S'il n'est pas assez actif, on ajoutera de la poudre dans les proportions suivantes :

	Enfant nouveau-né.	Jusqu'à 1 an.	A partir de 1 an.	A partir de 2 ans.
Poudre d'ipéca . .	0,20	0,30	0,50	1 gr.
Sirop d'ipéca . .	30 grammes.			

(Jules Simon.)

Par cuillerée à café de dix en dix minutes, jusqu'à production de vomissement.

Lorsque l'enfant commencera à ressentir des nausées, on lui donnera quelques gorgées d'eau tiède, pour faciliter les vomissements.

III. Applications de cataplasmes sinapisés sur le devant du cou et les membres inférieurs.

Après avoir fait un cataplasme de farine de lin on le saupoudrera de farine de moutarde au moment de l'appliquer.

Si l'on emploie les sinapismes Rigollot on devra,

chez les jeunes enfants, interposer un linge mouillé plus ou moins épais entre le sinapisme et la peau, suivant l'effet que l'on veut produire.

J. Simon indique de se servir d'ouate saupoudrée de farine de moutarde et entourée de taffetas gommé.

On surveillera l'effet des sinapismes qu'on laissera aussi longtemps que l'enfant pourra les supporter sans danger de vésication.

IV.   Julep gommeux . . . . . .   120 grammes.
        Alcoolature de racine d'aconit   V gouttes.
        Teinture de belladone . . .   V gouttes.

Par cuillerée à dessert de deux en deux heures.

S'il y a beaucoup de fièvre, ajouter de la teinture de digitale et 0,20 à 0,45 centigrammes d'oxyde blanc d'antimoine.

§ 2. — Laryngite striduleuse (faux croup).

1° Appliquer sur le devant du larynx un cataplasme sinapisé ou une éponge imbibée d'eau tiède (Trousseau).

2° Faire vomir l'enfant.

3° Donner par cuillerées à dessert de demi-heure en demi-heure la potion suivante :

        Eau distillée de laitue . . . .   120 grammes.
        Sirop de fleurs d'oranger . .   25   —
        Sirop de codéine   5   —
        Alcoolature de racine d'aconit .   X gouttes.

Lorsque l'enfant sera plus calme, on ne donnera la potion que d'heure en heure.

4º Faire respirer des vapeurs émollientes (jeter de l'eau bouillante sur de la racine de guimauve, ou maintenir l'eau bouillante sur un réchaud).

5º Dans les cas absolument graves, ce qui est très rare, faire la trachéotomie.

§ 3. — Laryngite pseudo-membraneuse (croup).

Voir le traitement local à l'article **Angine diphthérique**.

Quand l'enfant commence à asphyxier, recourir à la trachéotomie; ne pas hésiter à opérer, *tant que l'enfant n'est pas positivement mort* (Archambault).

§ 4. — Spasme de la glotte (asthme de Kopp).

Rechercher les causes du spasme.

Employer les antispasmodiques (belladone, jusquiame, oxyde de zinc, valériane, asa fœtida, eau de laurier-cerise, musc). Calomel à doses réfractées.

Au moment de l'accès, eau froide sur la figure et la poitrine, révulsifs sur le tronc et les membres, inhalation de chloroforme ou d'éther.

CHAPITRE III

MALADIES DES BRONCHES

§ 1. — Des Bronchites.

Lorsque l'inflammation, causée par un refroidissement, reste limitée aux grosses et moyennes bronches, elle prend le nom de bronchite aiguë ou de rhume; l'inflammation des bronches existe également dans un grand nombre de fièvres générales, telles que la grippe, la rougeole, la variole, etc.; son pronostic est alors plus sérieux et dépend beaucoup de la nature de la constitution médicale régnante et de l'état général du malade.

Quand la bronchite envahit les petites bronches ou bronchioles, elle est désignée sous le nom de bronchite capillaire; l'inflammation gagne-t-elle les alvéoles pulmonaires, on lui donne le nom de bronchio-pneumonie ou pneumonie lobulaire.

Je m'occuperai du traitement de chacune de ces bronchites dans des articles différents.

A. — Bronchite aiguë (rhume).

On peut, pour la facilité de l'étude du traitement, diviser la bronchite en quatre périodes :

1° Une période de fièvre sans manifestations bronchiques ;

2° Une période de toux spasmodique sans expectoration ;

3° Une période de toux avec expectoration ;

4° Enfin une quatrième période, qui n'existe pas toujours, dans laquelle la maladie des bronches continue outre mesure et tend à passer à l'état chronique.

Voyons quels sont les médicaments qui conviennent à chacune de ces périodes.

Avant de les énumérer, je rappelle que la bronchite est sans gravité, qu'elle guérit spontanément dans un court espace de temps, et qu'il vaut mieux s'abstenir de tout traitement que de provoquer des symptômes plus pénibles à l'aide d'une médication intempestive. Beaucoup de médecins ont la malheureuse habitude de faire appliquer des vésicatoires dès la première période de la bronchite : cela, non seulement est inutile, mais encore provoque des résultats désastreux. Au bout de quelques heures, par suite de l'irritation causée par le vésicatoire, la fièvre s'allume, l'enfant énervé et souffrant perd tout sommeil, il s'agite dans son lit, réclame à boire, et l'on peut constater au thermomètre une élévation de la température. La bronchite n'en continue pas moins son évolution, et l'on risque en mettant à nu la poitrine de l'enfant plusieurs fois par jour pour faire les pansements, de provoquer l'apparition d'une pneumonie lobulaire. Bien plus, l'enfant refusant généralement de se nourrir à cause des souffrances qu'il endure et étant affaibli par la perte humorale causée par le vésicatoire, il y a une dépression des forces qui fait traîner la bronchite en longueur. Symptômes plus douloureux et maladie plus longue, tel est le résultat d'une médication dite active, et en réalité plutôt nuisible, de la bronchite.

Il ne faut même pas abuser des moyens anodins : gorger les enfants de tisane ou de sirops est une mauvaise médication; cela les écœure, les empêche de prendre une nourriture réparatrice, et rend la convalescence plus difficile.

Première période. — FRISSONS, COURBATURE ET FIÈVRE A EXASPÉRATION VESPÉRALE.

1º Mettre l'enfant au lit ou tout au moins le faire rester dans une chambre à atmosphère chaude (15º à 18º);

2º Boissons chaudes émollientes et papiers divers sur le thorax (papier chimique, papier goudronné, emplâtre de poix de Bourgogne, de minium camphré, etc.);

3º Préparation de digitale, d'aconit, de quinine contre la fièvre et les frissons.

Deuxième période. — TOUX SPASMODIQUE SANS EXPECTORATION.

Mêmes tisanes et sirops que dans la période précédente (voyez l'article *Laryngite catarrhale aiguë*); donner en outre quelques calmants : sirop de belladone, de codéine, diacode, de pavots blancs, de lactucarium opiacé, eau distillée de laurier-cerise.

Les sirops contenant des principes opiacés ne devront jamais être donnés purs aux très jeunes enfants ; on mettra la quantité nécessaire pour vingt-quatre heures dans une potion que l'enfant prendra par cuillerée toutes les heures ou toutes les deux heures ; on se mettra ainsi à l'abri d'accidents qui pourraient arriver en donnant ces préparations à doses massives.

Les teintures pourront également être mises dans les loochs ou potions ; consulter pour le dosage le tableau placé à l'article *Préparations opiacées du Codex*, ainsi que le tableau suivant :

20 gr. sp de codéine . . . . . = 0,01 centigr. codéine.
20 gr. sp diacode . . . . . . = 0,01 cent. d'ext. thébaïque.
20 gr. sp thébaïque . . . . . = 0,01 cent.   —
20 gr. sp de karabé . . . . . = 0,04 cent.   —
20 gr. sp de lactucarium op. . = 0,005 milligr.   —
20 gr. sp de narcéine. . . . . = 0,01 centigr. de narcéine.
20 gr. sp de pavot blanc . . . = 0,20 cent. d'extr. de pavot.
20 gr. sp de chl. morphine . . = 0,01 cent. chl. morphine.
20 gr. sp d'aconit. . . . . . = 0,50 d'alc. de racine d'aconit.
20 gr. sp de belladone . . . = 1ᵍ,50 de tᵗʳᵉ de belladone.
20 gr. sp de jusquiame . . . = 1,50 c. de tᵗʳᵉ de jusquiame.
20 gr. sp de datura stram. . . = 1,50 cent. de tᵗʳᵉ de datura.
20 gr. sp de chloral . . . . = 1,00 d'hydrate de chloral.

Potion contre la bronchite aiguë.

Infusion de lierre terrestre . . 100 grammes.
Sirop de violettes. 30   —
Teinture de belladone . . . V gouttes.
Elixir parégorique. . . . . VIII à X gouttes.

Par cuillerée à dessert d'heure en heure, — chez un enfant de deux ans, — jusqu'à ce que les quintes de toux soient calmées.

Les préparations pectorales suivantes peuvent également être prescrites pour les enfants.

Lait de poule aromatique (Jeannel).

Jaune d'œuf	N° 1.
Eau chaude.	100 grammes.
Hydrolat de laurier-cerise . .	4 —
Rhum.	25 —

Délayez le jaune d'œuf dans l'eau; ajoutez le sirop et les autres substances. — Début de la bronchite; diaphorétique, expectorant. A prendre en 2 ou 3 fois.

Crème pectorale de Tronchin (Cadet).

Beurre de cacao	60 grammes.
Sucre pulv.	15 —
Sirop de Tolu . . . } àà 30 —
Sirop de capillaire . . . }	

Faites fondre le beurre de cacao; ajoutez en triturant les sirops et le sucre. Par cuillerée à café toutes les 2 heures.

Troisième période. — TOUX AVEC EXPECTORATION.

Si l'expectoration est facile, se contenter de donner de temps en temps un peu de tisane chaude de gomme, de lierre terrestre, hysope, capillaire, eucalyptus.

L'expectoration est-elle plus difficile et y a-t-il plénitude des bronches, donner quelques expectorants plus énergiques : polygala, kermès, oxyde blanc d'antimoine et, au besoin, des vomitifs.

Si l'engorgement bronchique ou l'extension de l'inflammation aux petites bronches est à craindre, prescrire, outre les médicaments précédents, des révulsifs tels que thapsia, huile de croton et, de préférence, les vésicatoires. Ceux-ci, qui sont inutiles dans la première et la seconde période, peuvent rendre de grands services dans la troisième ou dans le cas de bronchite capillaire.

Quand la toux qui accompagne l'expectoration est douloureuse, on peut prescrire des opiacés ou autres calmants, mais à dose telle que l'expectoration n'en soit pas entravée. Si l'expuition des mucosités se fait mal, on ne formulera jamais de préparations opiacées, alors même que la toux serait très pénible ; dans le cas de bronchite capillaire, il ne faudra jamais chercher à arrêter les quintes de toux dans la période d'expectoration ; il faut soutenir quand même les forces du petit malade.

LOOCHS ET POTIONS

Looch blanc (Codex).

Amandes douces	30 grammes.
Amandes amères.	2 —
Sucre blanc	30 —
Gomme adragante	0,5 décigr.
Hydrolat de fleurs d'oranger .	10 grammes.
Eau distillée	120 —

Le looch ainsi préparé pèse 150 grammes. Dans une ordonnance, on formulera looch blanc du Codex — n° 1 ou 150 grammes; lorsqu'on ordonnera une quantité moindre, on écrira looch blanc du Codex 60 grammes, 90 grammes, 120 grammes, etc.

Looch huileux.

Huile d'amandes douces. . .	15	grammes.
Gomme arabique pulvérisée . .	15	—
Sirop de gomme	30	—
Hydrolat de fleurs d'oranger .	15	—
Eau commune	100	—

Par cuillerée.

Julep simple (Codex).

Sirop simple	30	grammes.
Eau dist. de fleurs d'oranger .	20	—
Eau distillée	100	—

Pour servir de véhicule à divers médicaments tels que sirops de quinquina, alcool, perchlorure de fer liquide, etc.

Julep gommeux (Codex).

Gomme arabique pulvérisée. .	10	grammes.
Sirop de gomme	30	—
Hydrolat de fleurs d'oranger. .	10	—
Eau distillée.	100	—

Ces quatre compositions servent souvent de véhicule; toutes les fois que dans les prescriptions on fera entrer des poudres insolubles, telles que kermès, oxyde de zinc, on devra prescrire les loochs ou le julep gommeux, la gomme tenant ces poudres en suspension.

Sans cette précaution la poudre se dépose au fond de la bouteille et, même par l'agitation, se mêle difficilement au liquide; il en résulte que le malade prend quelquefois une grande quantité de la potion sans absorber de principes actifs; quelquefois, au contraire, il avale en masse toute la partie active.

S'il n'y a pas de substance insoluble on pourra prescrire le julep simple.

Toutes les fois que la préparation est inscrite au Codex, il est inutile de répéter le détail de la composition, et l'on n'inscrira que le titre; exemple :

> Looch blanc du Codex . . . 90 grammes.
> Kermès . . . . 0,05, 0,08 cent.

Chez les enfants au-dessous de deux ans, par cuillerée à dessert d'heure en heure.

> Looch blanc du Codex . . . 120 grammes.
> Oxyde blanc d'antimoine . . 0,40 à 0,80 cent.

Par cuillerée à dessert, chez les enfants du même âge.

> Julep gommeux . . . . . 150 grammes.
> Teinture de belladone . . . VIII gouttes.
> Alcoolat. de racines d'aconit , VIII —

Par cuillerée à dessert, contre les toux quinteuses.

> Julep simple . . . . . . 120 grammes.
> Sirop de Tolu . . . . . . 30 —
> Eau de laurier-cerise . . . 8 —

Même mode d'administration.

Sirop de codéine . . . . . 10 grammes.
Sirop de belladone . . . . . 10 —
Sirop de Tolu . . . . . . 10 —

(J. Simon.)

Une cuillerée à café, matin et soir, chez les enfants au-dessus de deux ans.

Quatrième période (n'existe pas toujours). — ATONIE BRONCHIQUE, TENDANCE A LA CHRONICITÉ.

Les toniques aromatiques, les préparations balsamiques ou sulfureuses formeront la base de la médication.

Tisanes de capillaire, de calament, de lierre terrestre, mélisse, origan, sauge, thé, véronique, thym, millefeuille, etc.

5 à 10 grammes par litre d'eau bouillante.

Laissez infuser pendant une heure et passez.

Tisane de bourgeons de sapin.

Bourgeons de sapin . . . . 20 grammes.
Eau bouillante. . . . . . 1 litre.

Faites infuser trois heures, passez et décantez.

Sirop de bourgeons de sapin (Codex).

Bourgeons de sapin 100
Alcool à 60°. 100
Eau 1000
Sucre blanc. . . . . q. s.

Dose : 2 à 5 grandes cuillerées par jour. Donner le sirop, pur, mélangé à d'autres sirops ou dans une tisane.

Eau de goudron (Codex).

    Goudron végétal choisi   5
    Sciure de sapin.   15
    Eau distillée ou de pluie   1000

Mêlez intimement le goudron et la sciure de bois, ajoutez l'eau et laissez macérer 24 heures en agitant de temps en temps; filtrez.

Il faut absolument rejeter l'emploi d'eaux calcaires ou contenant des sulfates qui prennent rapidement l'odeur sulfhydrique.

Sirop de goudron.

    Eau de goudron   525
    Sucre blanc.   1000

Faites dissoudre au bain-marie couvert, filtrez au papier. La formule du dernier Codex renferme une quantité plus grande de goudron.

Fumigation de goudron.

    Goudron. . . . .   q. v.
    Eau bouillante. . . . .   q. s.

On tient le mélange en ébullition dans la chambre du malade.

Sirop de térébenthine (Codex).

    Térébenthine   100
    Sirop de sucre   1000

Mettez ces substances dans un pot de faïence couvert, et faites digérer au bain-marie pendant deux heures

13.

en remuant souvent. À la fin, ajoutez un peu d'eau, s'il est nécessaire, pour rétablir le poids primitif; laissez refroidir pour décanter plus aisément la térébenthine; filtrez le sirop au papier.

Le *Sirop de baume de Tolu* peut se préparer de la même façon.

Les enfants manifestent souvent une certaine répugnance pour les préparations balsamiques; on est obligé de les dissimuler dans d'autres préparations.

Chez les adultes on peut faire usage de capsules au goudron, à la térébenthine, à la créosote ou de pilules composées diverses.

Terpine.

La terpine peut s'employer chez les enfants sous forme d'élixir, de vin, de pastilles ou de pâte, à la dose de 0,10 à 0,60 centigrammes par jour, chez des enfants de 6 à 10 ans.

« La terpine est d'un goût bien moins désagréable que la térébenthine; on peut ainsi la faire accepter à de petits malades récalcitrants bien plus facilement que cette dernière substance. Chez des enfants de 8 ans environ, j'ai pu la prescrire à la dose de 0,50 à 0 gr. 60 par jour, sans constater chez eux de répugnance ou de perturbation gastro-intestinale » (Descroizilles).

Potion à la gomme ammoniaque.

Gomme ammoniaque. . . .	0,50 centigr.
Infusion de thym.	100 grammes.
Sirop de violettes.	25 —

Par cuillerée à dessert de deux heures en deux heures chez un enfant de 2 à 4 ans.

Tisane de polygala de Virginie.

Infusé : 5 pour 1000. Dose bien suffisante pour les enfants. Cette substance provoque facilement les nausées et les vomissements. Le sirop de polygala pourra être employé à la dose de 10 à 30 grammes dans une potion de 125 grammes à prendre dans les 24 heures.

Electuaire soufré.

Fleur de soufre	0,50 c. à 1 gr.
Miel	25 grammes.

A prendre en 5 ou 6 fois dans la journée.

Eaux minérales sulfurées sodiques ; un quart de grand verre le matin dans du lait chaud.

B. — Bronchite capillaire et Pneumonie lobulaire
(Bronchio-pneumonie)

Suivant que la bronchite est une inflammation simple suite de refroidissement, ou qu'elle apparaît dans le cours de la grippe, de la rougeole, de la coqueluche, son pronostic est différent ; il doit être basé non seulement sur l'état des bronches, mais encore sur l'état général du sujet ou la nature de la constitution médicale régnante. Telle épidémie de grippe ou de rougeole donne une mortalité insignifiante, tandis qu'une autre, avec un nombre à peu près égal de complications bron-

cho-pulmonaires, fournit un nombre bien plus considérable de décès.

La bronchite aiguë *à frigore* n'est pas grave et donne
une mortalité peu élevée; alors même qu'elle se pro-
page aux petites bronches, la guérison est la règle. La
bronchite apparaissant dans le cours de la coqueluche
est plus grave; mais dans ce cas encore, il y a plus de
guérisons que de décès. Quant à la grippe ou à la rougeole compliquées de bronchio-pneumonie, leur pronostic varie beaucoup suivant les épidémies dont quelques-unes fournissent une mortalité vraiment effrayante
d'enfants en bas âge.

En outre de ces variétés, il faut encore distinguer
certaines bronchites épidémiques ayant un caractère
vraiment infectieux; ces bronchites existent surtout
dans les grands centres et frappent principalement les
quartiers populeux et les salles d'hôpitaux où l'encom-
brement et les mauvaises conditions hygiéniques jouent
un rôle pernicieux évident.

Les statistiques portent également un chiffre considérable de décès inscrits sous la rubrique bronchio-
pneumonie et causés, en réalité, par la tuberculose
aiguë infantile. Celle-ci est fréquente chez les enfants,
même nouveau-nés; dans un très grand nombre d'au-
topsies faites chez notre maître M. le professeur Damaschino, nous avons pu voir que non-seulement il y
avait bronchio-pneumonie, mais que celle-ci était accompagnée de granulations dans presque tous les or-

ganes (foie, rate, reins, méninges). Toutes les fois qu'un enfant du premier âge présente des bronchites à répétition, sans cause extérieure appréciable, que ces bronchites se convertissent tout d'un coup en bronchites capillaires et bronchio-pneumonies avec dépression considérable et rapide des forces, il faut se défier; ce n'est là qu'un petit tuberculeux chez lequel la bronchite, seul symptôme perceptible pendant la vie, ne constitue qu'une partie de l'ensemble pathologique.

Ce qui frappe le clinicien dans la plupart des cas de bronchite capillaire qu'il a à traiter, c'est l'affaissement rapide des forces du malade, même lorsque la guérison doit avoir lieu, et que par conséquent l'idée de tuberculose doit être écartée; l'oxygénation du sang se faisant mal, il y a un empoisonnement par surcharge d'acide carbonique.

Ces préliminaires sont indispensables pour bien comprendre quelle doit être la marche du traitement de la bronchite capillaire et de la pneumonie lobulaire; quelle que soit l'intensité de la fièvre et des symptômes d'excitation nerveuse, il faut savoir résister à l'envie de prescrire des antiphlogistiques énergiques (saignée locale ou générale, émétique, kermès ou oxyde blanc d'antimoine à dose rasorienne, digitale ou aconit à forte dose), car cette période ne tarde pas à être suivie d'une seconde plus terrible, celle de l'engorgement des bronches et du collapsus pulmonaire entraînant rapidement l'asphyxie.

Il ne faut pas affaiblir le malade, car bientôt celui-ci n'aura pas trop de toutes ses forces pour résister à l'anéantissement qui l'envahit et soutenir « la lutte pour la respiration » (Ellis).

1° La digitale, l'aconit et la quinine sont les meilleurs médicaments à employer *contre la période fébrile du début;* quelques vomitifs peuvent être également utiles; on évitera la saignée et les antimoniaux à haute dose (émétique, kermès, soufre doré d'antimoine, antimoine diaphorétique). On prescrira des cataplasmes sinapisés sur les membres inférieurs.

2° *Contre les symptômes dyspnéiques,* la médication variera suivant que la dyspnée est due à un état nerveux, ou à l'accumulation des mucosités dans les bronches.

Les phénomènes nerveux seront traités par les anti-spasmodiques non stupéfiants (éther, musc, acétate ou carbonate d'ammoniaque, castoréum, asa fœtida, tilleul, fleurs d'oranger, grands bains, etc.); s'abstenir des médicaments qui pourraient plonger le malade dans le narcotisme (préparations opiacées et solanées vireuses).

Pour faciliter l'expectoration, on peut donner des vomitifs (sauf l'émétique), et des expectorants à très petite dose (kermès, oxyde blanc d'antimoine, dont Roger a démontré depuis longtemps la supériorité sur le kermès dans toutes les affections broncho-pulmonaires des enfants, gomme ammoniaque, polygala, etc.). Mais l'emploi de ces préparations offre souvent des dangers et l'on doit chercher à faire cracher le malade en le toniflant et l'excitant à l'aide des préparations renfermant du quinquina ou de l'alcool (vins généreux d'Espagne, rhum, cognac, sirop de quinquina au Grenache, etc.).

Tous les vomitifs et les expectorants sont en effet des contro-stimulants, c'est-à-dire qu'ils tendent à déprimer le malade ; un enfant, atteint de bronchite capillaire ou de bronchio-pneumonie, ne doit être traité par l'ipéca, qu'autant qu'il aura la force de rejeter son vomitif ; si celui-ci est conservé et passe dans les intestins, il en résulte une diarrhée qui fait courir immédiatement au malade les plus grands dangers par la perte des forces qu'elle entraîne.

De même l'emploi du kermès et de l'oxyde blanc d'antimoine demande à être surveillé de près ; aussitôt que ces préparations donnent de la diarrhée, elles doivent être supprimées ; il vaudra même mieux éviter de les prescrire, lorsque l'enfant est affaibli et déjà atteint de collapsus pulmonaire. Il y a là une question d'appréciation suivant chaque malade ; aussi ne peut-on pas, pour le traitement de cette affection, poser des règles absolues, et c'est au médecin traitant de juger de l'opportunité de telle ou telle médication.

Pour peu qu'il y ait doute, il ne faut prescrire que les préparations alcooliques et les stimulants. La noix vomique et son alcaloïde (sulfate ou arséniate de strychnine) seront également utiles en provoquant l'expuition des mucosités tout en n'affaiblissant pas le malade.

Des vésicatoires dans la bronchite capillaire.

On devra s'abstenir d'appliquer des vésicatoires dans les maladies infectieuses (rougeole, scarlatine, infection purulente, fièvre typhoïde, diphthérie, etc.) qui épuisent les malades, car le vésicatoire est souvent dans ces cas le point de départ d'ulcérations difficiles à guérir. En outre, dans la diphthérie, la plaie se recouvre de fausses membranes et le pronostic, déjà si sérieux, se trouve encore aggravé ; en temps d'épidémie, un vésicatoire placé sur un sujet indemne jusque là de la diphthérie, peut-être le point de départ de l'infection. Il ne faut pas oublier non plus que le vésicatoire agit à la façon d'une brûlure et qu'il peut déterminer des convulsions chez les jeunes enfants.

Si l'on juge utile l'application d'un vésicatoire sur un petit malade atteint de bronchio-pneumonie, on suivra les règles suivantes :

1º Appliquer sur la poitrine une série de petits vésicatoires volants de la grandeur d'une pièce de cinq francs en argent ;

2º Les recouvrir d'une feuille de papier de soie imbibé d'huile camphrée pour éviter les accidents dus à la cantharidine ; la présence de l'huile, loin de retarder l'effet du vésicatoire, l'active au contraire ;

3º Les laisser deux heures en place chez un enfant de deux ans, quatre heures chez un enfant de quatre ou cinq ans ; si l'on veut produire une ampoule, un cataplasme la ferait paraître rapidement.

4° On ne séparera l'application de chaque vésicatoire que par un intervalle de 6 à 12 heures, de façon à entretenir une révulsion permanente.

5° Il n'est pas nécessaire de produire de volumineuses ampoules ni d'entretenir la suppuration, ce qui affaiblirait le malade; le vésicatoire ne fait rien à la bronchite elle-même ; il stimule les forces et permet au malade de résister à la torpeur produite par le manque d'oxygénation du sang.

6° On fera le pansement de la plaie avec du cérat ordinaire, de l'ouate ou de la baudruche.

3° *Dans la période d'asphyxie*, on excitera le malade par les moyens les plus énergiques ; à l'extérieur, vésicatoires à l'ammoniaque, pointes de feu, marteau de Mayor, sinapismes appliqués sur tout le corps ; à l'intérieur (préparations éthérées, alcool, vins généreux, stimulants diffusibles, strychnine ; café, injections sous-cutanées d'éther ou de caféine.)

FORMULAIRE

Consultez également le formulaire thérapeutique de la bronchite simple.

Potion contre la bronchite (West).

Décoction de polygala (3 p. 100).	75 grammes.
Carbonate d'ammoniaque . .	0,75 centigr.
Teinture de scille	0,80 —
Sirop de Tolu	15 grammes.

Une cuillerée à dessert toutes les quatre heures. Pour un enfant de trois ans.

Potion contre la broncho-pneumonie avec adynamie.

Eau distillée de tilleul.	70 grammes.
Sirop de quinquina au vin . . .	20 —
Sirop de polygala	10 —
Alcoolat de mélisse.	5 —
Acétate d'ammoniaque liquide .	3 —

On donnera les préparations alcooliques ; une cuillerée à café d'eau-de-vie dans un demi-verre d'eau sucrée et aromatisée à l'eau de fleurs d'oranger.

Ou bien :

Eau-de-vie	20 grammes
Teinture de digitale	V à VI gouttes.
Sirop de capillaire.	30 grammes.
Eau de tilleul	100 —

Par cuillerée à dessert d'heure en heure.

Vin de Malaga.	50 grammes.
Sirop de baume de Tolu. . .	30 —
Eau distillée de tilleul . . .	100 —

Par cuillerée à dessert.

§ 2. — Coqueluche.

Aucun des nombreux médicaments employés contre cette maladie n'a de propriétés curatives complètes ; on cherchera à atténuer l'intensité des symptômes par la médication suivante :

1° Traiter la coqueluche *dans la première période* comme une bronchite quinteuse et isoler le malade ;

2° *Dans la période d'état*, donner les *antispasmodiques* (belladone, valériane, chlorhydr. de cocaïne, bromures, éther, chloroforme, hydrate de chloral); se défier de ce dernier médicament lorsqu'il y a dépression des forces et tendance à l'asystolie par surcharge du cœur droit.

Les *antiparasitaires* (acide benzoïque, borique, résorcine, thymol, eucalyptus, goudron et ses dérivés), ont été également employés, soit à l'intérieur, soit en insufflations nasales ou en fumigations, depuis que l'on a classé la coqueluche dans les maladies causées par un micro-organisme.

De temps en temps, quand les bronches se remplissent de mucosités, *faire vomir* l'enfant; il sera souvent préférable de provoquer les vomissements à l'entrée de la nuit, de façon à ce que l'enfant se repose mieux. Favoriser l'expuition par quelques expectorants (polygala, ipéca et kermès à petite dose, sirop de Desessarts).

Par dessus tout, *veiller à ce que l'enfant se nourrisse* suffisamment (donner au besoin quelques amers, quinquina, gentiane, quassia), *s'opposer aux vomissements alimentaires* (café à haute dose, narcotiques avant les repas qui devront avoir lieu immédiatement après une quinte de coqueluche), et *tonifier le malade* (alimentation substantielle, bons vins, eau-de-vie, quinquina, café, liqueur de Fowler). Exercice au grand air et promenades, tant qu'il n'y a pas de complications bron-cho-pulmonaires.

Surveiller l'état de la poitrine et traiter les complica-tions si fréquentes (bronchite, bronchio-pneumonie) par les moyens ordinaires. Les hernies surviennent souvent dans le cours de la coqueluche et doivent être immédiatement maintenues par de bons bandages. Les saignements de nez seront arrêtés le plus rapidement possible car ils sont encore une cause de fatigue pour le petit malade.

2° *Aussitôt que les quintes diminuent* de nombre et d'in-tensité, changer le coquelucheux de résidence ; ce pro-cédé qui est inutile dans la première et la seconde période, est très efficace dès que la coqueluche com-mence à décroître.

L'emphysème et l'adénopathie trachéo-bronchique persistent quelquefois longtemps à la suite de la mala-die qui nous occupe ici. (Voyez ces mots.)

FORMULAIRE

Solution de chlorhydrate de cocaïne.

Pour diminuer la violence de la coqueluche, on peut badigeonner le pharynx et les amygdales quatre fois par jour avec la solution :

Chlorhydrate de cocaïne. . . . 1 gramme.
Eau distillée . . . . 20 —

Des insufflations nasales de poudres médicamenteuses dans la coqueluche.

Michaël (de Hambourg) a le premier attiré l'attention sur les avantages que l'on pouvait retirer des insufflations nasales de poudres antiseptiques dans le traitement de la coqueluche. Il se servait de poudre de benjoin.

Grasset (de Montpellier), Guerder (de Paris), ont également publié des travaux sur ce sujet.

Ce dernier emploie une poudre impalpable préparée avec parties égales d'acide borique et de café torréfié.

Ces premiers travaux ont bientôt été suivis d'autres dûs aux docteurs Cartaz et Moizard.

Mélange de Moizard.

Poudre de benjoin. . . . } àà 5 grammes.
Salicylate de bismuth. . . }
Sulfate de quinine   1   —

De 3 à 5 insufflations, dans les 24 heures, dans chaque narine, avec une pincée de cette poudre insufflée à l'aide d'un tube en caoutchouc.

Sirop de Desessarts (Codex).

Sirop d'ipécacuanha composé, Sirop de Clérambourg.

Ipéca concassé   30
Feuilles de séné.   100
Serpolet   30
Coquelicot.   125
Sulfate de magnésie.   100
Vin blanc.   750

        Eau de fleurs d'oranger 750
        Eau bouillante   3000
        Sucre blanc. . . . . q. s.

Très employé dans la coqueluche. Léger laxatif et expectorant, il peut être prescrit chez les jeunes enfants à la dose de 2 à 4 cuillerées à café ; par cuillerées à dessert chez les enfants au-dessus de 5 ans.

La *belladone* a toujours passé pour avoir une heureuse influence sur le cours de la coqueluche. Bretonneau l'employait de la manière suivante :

        Belladone en poudre.   . . . . 0.40 centig.
        Sucre en poudre . . . . 1 gramme.

Diviser en trente paquets.

Un paquet par jour pour un enfant d'un an ; deux paquets par jour pour un enfant de deux ans ; quatre paquets par jour pour un enfant de six ans.

Sirop contre la coqueluche (Trousseau).

        Sirop d'opium . . . . 20 grammes
        — de belladone. . . . . 20 —
        — de fleurs d'oranger. . . 20 —
        — d'éther. . . . . . . 20 —

Doses : par petites cuillerées à café jusqu'à 10 et 20 grammes par jour. Surveiller les effets obtenus.

Poudre contre la coqueluche (Sée).

        Racine de belladone pulv. . . 0,1 centigr.
        Poudre de Dover. . . . . . 0,025 milligr.
        Fleur de soufre. . . . . . 0,2 décigr.
        Sucre blanc. . . . . . . 0,5 —

M. : pour un paquet. — Doses : 2 à 10 par jour suivant l'âge des malades et les effets obtenus.

Mixture contre la coqueluche (N. Guéneau de Mussy).

Bromure de potassium.	2 à 3 grammes.
Musc	0,20 centigr.
Sirop de fleurs d'oranger . .	45 grammes.
— de codéine.	30 —
— de belladone.. . . .	30 —
— d'éther.	15 —
Hydrolat de laurier-cerise. . .	6 —

F. s. a. une mixture, dont on donnera aux enfants de huit à dix ans, trois cuillerées d'entremets (10 gr.) dans les vingt quatre heures, une le soir, une pendant la nuit et une le matin. On en suspendra l'usage pendant le jour afin de ne point enrayer l'appétit. Pour empêcher les vomissements qui suivent les repas, l'auteur prescrit, quinze à vingt minutes avant l'ingestion des aliments, une à quatre gouttes de belladone dans une infusion amère. S'il existe des paroxysmes fébriles périodiques, le sulfate de quinine est indiqué. Enfin si l'enfant est menacé d'une bronchite capillaire, on applique un révulsif, thapsia ou huile de croton. (Gallois).

Sirop composé (Cadet de Gassicourt).

Sirop de belladone..	50 grammes.
— de Tolu.	150 —

Une cuillerée à café représente 1 gr. 25 de sirop de belladone.

On commence par une demi-cuillerée à café le matin, une demi-cuillerée le soir pour les enfants les plus jeunes; on augmente progressivement par demi-cuillerées à café jusqu'à ce que les quintes soient calmées. Pour les enfants âgés de plus de sept ans, on commence par deux cuillerées à café par jour et l'on augmente progressivement, tout en surveillant les effets de la belladone.

Mixture (J. Simon).

Teinture de belladone.. . . } P. E.
Alcool. de racines d'aconit. .

10 à 30 gouttes de ce mélange par 24 heures.

Potion contre la coqueluche (H. Roger).

Hydrate de chloral. . . .	1 à 2 grammes.
Sirop de morphine. . . .	20 —
Eau distillée..	30 —

F. s. a. une potion dont on donnera trois cuillerées à dessert par jour, pour combattre la coqueluche. En cas d'insuccès, l'auteur conseille encore le sirop suivant, à la dose d'une cuillerée à café matin et soir :

Sirop de belladone. . . .	20 grammes.
Musc	0,10 centigr.

Mêlez.

Potion à l'acide cyanhydrique (West).

Acide cyanhydrique dilué à 2 0/0	0 gr. 20.
Sirop simple.	6 grammes.
Eau distillée.	25 —

Une cuillerée à café toutes les six heures pour un enfant de neuf mois.

Poudre de Bérend.

Oxyde de zinc.	0,30 centigr.
Poudre de valériane	2 grammes.
Sucre en poudre	2 —

F. s. a. six paquets.

Un paquet toutes les trois heures.

Solution (Dujardin-Beaumetz).

Bromure de potassium . . .	2 grammes.
— de sodium	4 —
— d'ammonium . . .	2 —
Eau	60 —
Sirop de chloral	60 —

Matin et soir, dans un verre de lait additionné d'un jaune d'œuf, une cuillerée à café, à dessert ou à bouche, selon l'âge de l'enfant.

Teinture de Drosera (Vigier).

De 1 à 6 gouttes toutes les heures ; cette substance n'est pas toxique et peut être donnée à dose très élevée sans inconvénients (Dujardin-Beaumetz).

Cette teinture ayant été très employée contre la coqueluche depuis quelques années, j'ai cru devoir en donner la formule, mais « c'est une substance absolument inerte ». (J. Simon).

Sirop de chloroforme (Bouchut).

Chloroforme	1 partie.
Alcool	7 —
Sirop de sucre.	100 —

1 à 2 grammes de chloroforme par jour.

Chloroforme. — 11 à 12 gouttes dans une potion gommeuse à prendre par cuillerée. (H. Roger.)

Potion contre la coqueluche (Davreux).

Eau gommeuse	200 grammes.
Sirop d'ipécacuanha	30 —
Hydrolat de laurier-cerise . .	4 —
Extrait d'aconit	0,50 centigr.

Une cuillerée à café d'heure en heure pour les enfants du premier âge; passé trois ans deux cuillerées à la fois. — L'extrait d'aconit est malheureusement d'une activité variable. (Jeannel.)

Mélange pour inhalation (Wilde).

Chloroforme	30 grammes.
Éther.	60 —
Essence de térébenthine. . .	10 —

Dès le début de la quinte une cuillerée à café de ce mélange sur une compresse que l'on tient au-devant de la bouche du malade jusqu'à la fin de l'accès.

Lorsque la violence des quintes est telle qu'elle amène des convulsions générales, West prescrit des inhalations de chloroforme.

Traitement de la coqueluche (Archambault).

1re Période. — *1e* **Potion.**

Soluté de gomme. . . . . . 100 grammes.
Eau de laurier-cerise. . . . 10   —
Sirop de fleurs d'oranger . . 20   —
Sirop diacode 10   —
Oxyde blanc d'antimoine . . 0,30 centigr.

Donner une cuillerée à café ou à dessert, suivant l'âge, toutes les deux heures.

2e Solution.

Sulfate d'atropine . . . . 0,01 centigr.
Eau distillée. . . . . . . 10 grammes.

Donner une goutte trois fois par jour, dans une cuillerée à café d'eau et, au bout de quelques jours, doubler la dose ; surveiller l'état des pupilles.

Vomitif.

Poudre d'ipéca . . . . . . 0,50 centigr.
Décoction de polygala . . . 40 grammes.
Sirop d'ipéca. 80   —

A prendre par cuillerée à café ou à dessert de cinq en cinq minutes, jusqu'à effet vomitif.

Il est préférable, dans la coqueluche, de faire vomir les petits malades le soir ; on leur procure ainsi une nuit plus calme.

2e Période. — **Coqueluche bénigne.**

Potion éthérée.

Eau distillée de tilleul. . . . 40 grammes.
Eau dist. de fleurs d'oranger. . 30   —

Sirop de sucre . . . . 30 —
Ether sulfurique. . . . . . . 0,50 centigr.

Pendant la convalescence :

Teinture de mars tartarisée.

De 2 à 6 gouttes deux fois par jour, en mangeant,
pour les bébés ; de 4 à 10 gouttes pour les enfants de
4 à 6 ans.

Liqueur de Fowler, 2 à 4 gouttes à chaque repas
pour les enfants de 18 mois à 2 ans.

Traitement de la coqueluche (Marchal).

1°   Crème de tartre . . . . . . 8 grammes.
      Cochenille . . . . 5 —
      Eau distillée. . . . . . . 250 —

F. s. a. à chaud. Filtrez.

Pour un enfant de sept ans, au réveil et avant le
dîner, une cuillerée à soupe.

2° A 11 heures du matin et au coucher, une cuillerée
à café du sirop :

Valériate de caféine . . . . 2 grammes.
Sirop simple . . . . . . 120 —

Si, au bout de quatre jours les quintes de la nuit
sont aussi fréquentes, on donne dans le milieu de la
nuit et aussitôt une quinte finie, une troisième cuillerée à café du sirop.

Faire faire à l'enfant, si le temps le permet, une longue promenade et pulvériser dans sa chambre; pendant
ce temps, la solution phéniquée au 1/40° :

Acide phénique cristallisé. . . . 7 gr. 50
Glycérine . . . . 50 grammes.
Eau . . . . 250 grammes.

(Journal de Médecine de Paris.)

De l'alun dans la coqueluche.

Alun . . . . 2 grammes.
Eau. . . . . 50 —
Sirop . . . . 50 —

Une cuillerée à dessert quatre fois par jour. Les enfants acceptent volontiers ce médicament.

(J. Méd. et Chir., 1883, p. 418.)

Traitement de la coqueluche (M. Roger).

Teinture de belladone. . . 10 grammes.
— de valériane . . } ââ 5 —
— de digitale . . }

Pour les enfants au-dessous de deux ans, on commence le premier jour par 5 gouttes de cette teinture, et l'on augmente de cinq tous les jours jusqu'au chiffre de trente.

De deux à cinq ans, on donnera depuis dix gouttes jusqu'à soixante, l'augmentation étant de dix gouttes par 48 heures.

Pour les sujets plus âgés, on en élèvera le nombre de 15 à 90 gouttes par progression croissante de 15 au plus tous les deux jours.

Ou bien :

Teinture de belladone . . 10 grammes.
— de digitale . . } ââ 5 —
— de musc . . }

Le mode d'administration sera le même que pour la teinture précédente.

Hypercoqueluche.

Chez les enfants de 2 à 5 ans, depuis 6 jusqu'à 30 gouttes de chloroforme, introduites dans 60 grammes de julep gommeux.

Fumigations aromatiques.

Essence de thym	10 grammes.
Alcool	250 —
Eau ordinaire	750 —

Placer au-dessus d'une veilleuse ou d'un petit fourneau une assiette de fer battu ou une petite terrine remplie avec une partie de ce mélange.

Sirop benzoïque au bromure d'ammonium.

Acide benzoïque	1 gr. 50
Bromure d'ammonium . . .	5 grammes.
Sirop de capillaire	150 —

Trois demi-cuillerées par jour pour les enfants de 3 à 5 ans; trois cuillerées à café pour ceux de 1 à 2 ans.

§ 3. — Asthme.

L'asthme n'est pas aussi rare qu'on le pense chez les très jeunes enfants. Beaucoup de ceux-ci, traités pour des bronchites à répétition ou pour des indigestions, ne sont en réalité que des petits asthmatiques ; les accès, d'abord méconnus, deviennent de plus en plus nets à mesure que l'enfant grandit.

On recherchera l'existence d'une maladie du cœur ou de l'adénopathie trachéo-bronchique qui donnent souvent lieu à des accès de pseudo-asthme.

THÉRAPEUTIQUE

1° Dans l'imminence des attaques, vomitifs.

2° Pendant les accès, fumigation de papier nitré ou arsénical, de feuilles de datura stramonium, belladone, tabac et de plantes aromatiques (sauge, eucalyptus, mélisse, calament, etc.); oxygène, air comprimé, iodure d'éthyle.

A l'intérieur, antispasmodiques divers (bromure de potassium, valérianate de zinc, liqueur d'Hoffmann, belladone, jusquiame). Le datura stramonium et la lobelia inflata rendent des services dans l'asthme des adultes ; mais ce sont des médicaments dangereux que je n'ai jamais employés chez les enfants ; j'en dirai autant des injections de morphine.

3° Dans l'intervalle des accès, traitement général suivant la constitution probable du sujet (préparations iodées, sulfureuses, alcalines ou arsénicales); séjour à Cannes, Hyères, Nice, Menton.

Papier nitré (Codex).

Trempez dans une solution saturée à froid de sel de

nitre des feuilles de papier sans colle, et séchez-les sur une corde.

Carton antiasthmatique (Codex).

Papier gris sans colle	120
Poudre de nitrate de potasse. . . .	60
— de belladone.	
— de stramoine	
— de digitale	aa 5
— de lobélie enflée	
— de phellandrium	
— de myrrhe	aa 10
— d'oliban	

Faites tremper le papier, laissez-le égoutter, pilez-le pour le mettre en pâte. Incorporez les poudres déjà bien mélangées ; étendez la masse également dans des moules de fer-blanc et séchez à l'étuve. Divisez le carton sec en 36 morceaux égaux.

Mélange pour fumer.

Feuilles de datura stramonium .	
— de sauge	aa p. e.
— de mélisse	

On fume avec une pipe ou des cigarettes de papier. La dose de datura pour chaque pipe est de 0,50 centigrammes à 1 gramme. On peut arroser les plantes sèches avec une solution de nitre au dixième, puis les dessécher. J'ai prescrit plusieurs fois ce mélange chez des enfants de 10 à 13 ans, et obtenu par ce procédé une amélioration des symptômes.

Elixir antiasthmatique (Trousseau).

Polygala de Virginie. . . .	5 grammes.

Faites infuser dans :

Eau —	100	—

Filtrez et ajoutez :

Iodure de potassium	10	—
Eau-de-vie vieille	50	—
Sirop diacode	30	—

Une cuillerée à soupe renferme 1 gramme d'iodure de potassium. Chez les enfants de 10 ans, on pourra donner une cuillerée à café de cet élixir trois fois par jour ; on l'étendra de 3 ou 4 cuillerées d'eau sucrée.

Mixture contre l'asthme (Germain Sée).

Sirop de digitale du Codex .	} ää 200 grammes.	
Sp d'éc. d'oranges amères. .		
Iodure de potassium	20	—

Dans les 24 heures, 2 à 3 cuillerées à café, à dessert ou à bouche, suivant l'âge de l'enfant.

Potion bromo-iodurée.

Bromure de sodium. . .	} ää 8 grammes.	
Iodure de sodium . . .		
Sirop diacode.	} ää 100 —	
Sp d'éc. d'oranges amères.		

Même emploi que la mixture précédente.

Teinture de lobelia inflata (Tabac indien).

Se prépare comme la teinture de quinquina, avec 1 partie de lobélie pour 5 parties d'alcool à 60°.

Dosage : enfant de dix ans, 10 gouttes ; adulte, 20 à 40 gouttes dans les 24 heures.

Potion antiasthmatique.

Teinture de lobélie	X gouttes.
Teinture de belladone	X —
Liqueur d'Hoffmann	2 grammes.
Sirop de fleurs d'oranger . .	30 —
Eau distillée de tilleul . . .	100 —

Par cuillerée à café, à dessert ou à soupe, d'heure en heure jusqu'à cessation de la crise.

CHAPITRE IV

MALADIES DU POUMON

§ 1. — Congestion pulmonaire.

Congestion active. — Révulsifs sur les parois thoraciques (ventouses sèches ou scarifiées, vésicatoires, sinapismes suivant l'intensité de la congestion). La saignée peut être également indiquée dans certains cas, très rares toutefois dans l'enfance.

Dans la congestion pulmonaire qui accompagne la fièvre herpétique, on se trouvera bien de l'emploi des préparations de digitale, d'aconit, de quinine ; chez les enfants de la seconde enfance, les adolescents ou les adultes, le tartre stibié ou le kermès à dose rasorienne sont souvent très utiles.

Dans les congestions qui traînent en longueur, les vomitifs, les expectorants, les balsamiques et sulfureux soulageront le malade.

Congestion passive. — Dans la congestion pulmonaire qui survient dans le cours de la fièvre typhoïde ou des maladies cachectisantes, il faudra souvent changer le décubitus; ce sera, avec les ventouses sèches, le meilleur procédé pour éviter la pneumonie hypostatique.

Je renvoie, pour le traitement de la congestion compliquant les maladies du cœur, au chapitre concernant ces maladies; dans bien des cas, en effet, il est inutile de traiter directement l'affection du poumon; il suffit de rétablir l'équilibre des fonctions circulatoires pour voir disparaître rapidement tous les phénomènes de congestion passive du poumon et des autres organes.

§ 2. — Des pneumonies.

A. — Pneumonie franche, Pneumonie lobaire.

Pneumonie herpétique (affection zoniforme du pneumogastrique); fluxion de poitrine.

Beaucoup plus rare dans l'enfance que la pneumonie lobulaire. Son pronostic est bénin; pour ma part, je n'ai jamais vu la pneumonie lobaire d'un enfant être suivie de mort.

La pneumonie franche n'est qu'un épiphénomène de la fièvre herpétique, dont elle partage en grande partie la symptomatologie et le pronostic; dans bien des cas, on ne peut nier son origine *à frigore*; souvent aussi, on voit la pneumonie prendre un caractère épidémique et contagieux. Il en est exactement de même de l'angine herpétique dont j'ai observé récemment six cas, dans l'espace de quinze jours, dans une même famille. La fièvre herpétique, par bien des côtés, se rapproche donc des fièvres infectieuses à cycles définis; elle a le même pronostic. La mortalité est très variable, suivant la constitution médicale régnante; on peut en dire autant de la rougeole, de la scarlatine, de la variole, de la grippe, etc.

On comprend, d'après ce qui précède, combien il est difficile d'apprécier la valeur thérapeutique des moyens employés contre la pneumonie. En réalité, il n'y a aucun traitement véritable de cette affection.

Il est tout aussi rationnel de vouloir lutter contre une fluxion de poitrine, que de chercher à modifier l'évolution d'une rougeole ou d'une variole; à moins que, par des procédés énergiques, on ne trouble à tel point l'organisme, qu'on ne risque de tuer le malade par la médication.

La pneumonie, quoi qu'on fasse, a toujours une évolution naturelle; la fièvre tombe spontanément et brusquement le 10e, le 8e, le 5e, quelquefois même, comme je l'ai déjà vu, le 1er ou le 2e jour.

Par l'expectation pure, on arrive à des résultats tout aussi merveilleux que par des procédés prétendus énergiques ; j'ajouterai même que le malade se rétablit d'autant plus promptement qu'il n'a pas subi de traitement spoliateur.

Les promoteurs de procédés thérapeutiques nouveaux, à toutes les époques de l'histoire de la médecine, ont toujours pris la pneumonie comme maladie démontrant l'excellence de leur méthode ; mais en faisant de l'expectation pure, on peut constater facilement que l'on arrive encore à des résultats meilleurs.

Primum non nocere; tel est le grand principe qui doit guider le praticien dans le traitement de la pneumonie ; en le suivant exactement, on obtiendra le minimum de mortalité.

Je crois devoir rappeler ici quelques chiffres empruntés aux statistiques de Lebœuf (thèse de Paris, 1870) et de M. le professeur Jaccoud (1).

Auteurs.	Mode de traitement.	Mortalité p. 100.
Broussais	Saignée	62
Andral	Saignée	56
Bouillaud	Saignées coup sur coup	11
Brera (Italie)	2 ou 3 saignées	19
Id.	3 à 9 saignées	22
Id.	Plus de 9	68
Wunderlich (Leipzig)	Saignée	6,6
Magnus Huss (Stockholm)	Id.	13,39

---

(1) *Leçons de clinique thérapeutique* de Dujardin-Beaumetz, t. II, p. 310 et 312.

Auteurs.	Mode de traitement.	Mortalité p. 100.
Laënnec	Saignée et tartre stibié.	3,5
Andral	Id.	23
Grisolle	Id.	10
Grisolle	Saignée et oxyde blanc d'antimoine.	23
Laënnec	Tartre stibié seul.	3
Rasori (Milan)	Id.	10
Dielt (Vienne)	Id.	20,7
Bennett (Edimbourg)	Alimentation et tonique	4,6
Behier	Alcool.	8,2
Skoda (Vienne)	Expectation pure	13,7
Brera (Italie)	Id.	14
Teissier (Paris), homœopathe	Id.	7
Metcalfe (New-York)	Id.	0
Bordes (Amsterdam)	Id.	23,3
Peyraud (Lyon)	Id.	15
Bourgeois (d'Etampes)	Id.	10
Barthez. Enfants	Id. Un sixième des malades traités plus activement.	0,94

Ces statistiques sont d'autant plus intéressantes à consulter qu'il y a encore un fait à considérer ; c'est que, chez l'enfant, la pneumonie guérit plus facilement que chez l'adulte. Là encore il y a un rapprochement à faire de la pneumonie avec plusieurs fièvres infectieuses, qui sont généralement d'autant moins dangereuses que l'individu est plus jeune (exemple : fièvre typhoïde, rougeole, scarlatine). Il est rare qu'une pneumonie herpétique, quelque grave qu'elle soit, entraîne la mort des personnes jouissant d'une bonne santé habituelle ; mais celles qui sont usées par l'alcoolisme ou d'autres excès fournissent une mortalité relativement considérable. Les enfants qui ont des organes neufs pour ainsi dire, et chez lesquels il n'y a pas d'altération par suite d'habitudes vicieuses ou de diathèses, guérissent donc de la pneumonie, sauf de très rares exceptions, quand un traitement intempestif ne vient pas troubler l'organisme.

Surveiller simplement son malade et être prêt à intervenir par une médication tonique si l'on voit les forces péricliter, telle doit être la règle thérapeutique dans la pneumonie lobaire de l'enfance.

Je sais combien il est difficile, dans la pratique, de faire admettre par les familles l'expectation pure et simple dans une maladie qui se présente avec des symptômes très alarmants et qui, bien souvent, paraît mettre le malade à la dernière extrémité ; aussi, depuis quelques années, ai-je adopté la méthode suivante qui, sur dix-huit cas, ne m'a donné jusqu'à présent aucun décès.

1re *période.* — Chercher à abaisser la température et s'opposer aux symptômes douloureux.

2e *période.* — Favoriser l'expectoration et soutenir les forces du malade.

Comme boisson, une des nombreuses tisanes indiquées au traitement de la bronchite ou de la laryngite aiguë, lait, bouillon, eau vineuse.

Les saignées, les sangsues et la médication contro-stimulante (tartre stibié, kermès à haute dose) ne doivent pas être ordonnées chez les enfants ; on s'opposera

à l'état fébrile par la digitale, l'alcool, l'aconit, les préparations quiniques.

Julep gommeux . . . . . . 100 grammes.
Teinture de digitale . . . . . V à X gouttes.

Par cuillerée à dessert d'heure en heure.

Looch blanc . . . . 100 grammes.
Sirop de codéine . . . . . . 5 à 10 gr.
Oxyde blanc d'antimoine . . 0,15 centigr.

Même mode d'administration.

Eau distillée de tilleul . . . . 80 grammes.
Sirop de fleurs d'oranger . . 20   —
Teinture de digitale . . . . . VIII gouttes.
Kermès . . . . 0,05 centigr.
Gomme arabique . . . . . q. s.

Même mode d'administration.

Vésicatoires volants de 5 ou 6 centimètres de dia-
mètre sur le côté malade ; utiles dans la première période contre la douleur, et dans la dernière pour faciliter la résolution.

Vin de Grenache. . . . . . 20 à 30 gr. s. l'âge.
Sirop de capillaire 20   —
Sirop de fleurs d'oranger . . . 10   —
Eau distillée 70   —

A prendre par cuillerée dans les 24 heures.

Eau-de-vie vieille . . . . . 15 à 20 gr.
Sirop de violettes . . . . . 30 grammes.
Eau de fleurs d'oranger . . 10   —
Eau distillée de tilleul . . . 70   —

Les grands bains sinapisés, les révulsifs multiples sont utiles s'il survient des phénomènes d'asphyxie.

B. — Pneumonie infectieuse à forme typhoïde.

On traitera cette variété de pneumonie par la digitale, l'alcool, la quinine, et les stimulants (éther, acétate et carbonate d'ammoniaque, etc.).

Le musc aura son utilité dans certains cas compliqués d'ataxie.

Potion de Todd (Codex).

Eau-de-vie vieille	10 grammes.
Sirop simple.	30 —
Teinture de cannelle	5 —
Eau dist' ée	75 —

On remplace quelquefois l'eau-de-vie par le rhum.

Telle est la formule du Codex ; la dose d'eau-de-vie est beaucoup trop forte pour les enfants du premier âge ; on ne mettra que 5 à 15 grammes pour les enfants au-dessous de deux ans ; 15 à 30 jusqu'à 6 ans ; on pourra porter la dose à 60 grammes dans les 24 heures pour des enfants au-dessous de quatorze ans.

Potions toniques au quinquina.

Julep simple	120 grammes.
Teinture de digitale	V à X gouttes.
Teinture de quinquina . . .	2 grammes.

Autre :

Eau distillée de tilleul . . .	120 grammes.
Sp de quinquina au Grenache .	30 —

Autre :

Julep	100 grammes.
Eau-de-vie de Cognac . . .	10 à 15 gr.
Sirop de quinquina	30 grammes.

Autre :

Cognac vieux	15	grammes.
Extr. mou de quinquina gris .	1	—
Sirop de fleurs d'oranger . .	20	—
Eau distillée	90	—

Par cuillerée à dessert d'heure en heure.

Eau distillée de tilleul . . .	100	grammes.
Sirop de capillaire	30	—
Vin de Malaga	30	—
Extrait de quinquina . . .	1	—
Alcoolé de musc	1	—

Par grande cuillerée toutes les deux heures.

Acétate d'ammoniaque . . .	1 à 2	grammes.
Teinture de cannelle	1	gramme.
Sirop de quinquina	30	—
Eau distillée	100	—

Par cuillerée à dessert de deux en deux heures.

Je donne ces diverses formules pour montrer comment, avec des préparations pharmaceutiques différentes, on peut arriver à administrer la même quantité de substances actives (ici l'alcool et le quinquina).

Les enfants sont si capricieux, qu'il suffit souvent de changer la couleur de la potion pour les voir prendre avec plaisir un médicament qui, présenté autrement, était toujours repoussé.

C. — Pleuro-pneumonie.

Lorsque la pneumonie fibrineuse franche se compliquera de pleurésie, on continuera le traitement ordinaire de la pneumonie, tout en ajoutant quelques diurétiques (digitale, scille, nitrate et acétate de potasse, etc.). Les vésicatoires sont peu utiles. Si l'épanchement est très abondant (ce qui est exceptionnel) et entrave la respiration d'une façon notable, on fera la thoracentèse.

D. — Pneumonie tuberculeuse et caséeuse.

Contre l'inflammation aiguë du poumon provoquée par la présence des tubercules, on instituera le traitement indiqué pour la pneumonie fibrineuse franche pendant la période fébrile ; on pourra mettre des vésicatoires et autres révulsifs énergiques en plus grand nombre que dans la pneumonie simple ; en outre dans la période apyrétique, on cherchera à relever le plus possible l'état général et l'on donnera les médicaments employés ordinairement dans la tuberculose pulmonaire.

E. — Pneumonie paludéenne.

Administrer le sulfate de quinine et les antipyrétiques (alcool, digitale, antipyrine).

F. — Pneumonie hypostatique.

Cette maladie n'est pas à vrai dire une pneumonie ;

ce n'est le plus souvent que du collapsus pulmonaire par adynamie.

Changer fréquemment la position du malade (le faire coucher sur le côté droit, le coté gauche, dans la position assise, etc., si cela est possible).

Appliquer sur la poitrine des sinapismes, des compresses d'eau térébenthinée, et surtout des ventouses sèches en grand nombre ; insister sur la médication tonique et reconstituante.

§ 3. — Emphysème pulmonaire.

L'emphysème pulmonaire existe surtout à la suite de la coqueluche.

Le fond de la médication consistera en préparations *opiacées* données à petites doses, en bains d'*air raréfié*, inhalations d'*oxygène*, séjour dans les *pays montagneux* ou sur les *bords de la mer*.

Contre la bronchite généralement concomitante, on emploiera les *expectorants* à petites doses (kermès, oxyde blanc d'antimoine, polygala, ipéca, etc.), les *balsamiques* (tolu, goudron, térébenthine, terpine), les eaux minérales, *sulfureuses ou arsénicales* (eaux des Pyrénées, de Saint-Honoré, Allevard, Mont-Dore, la Bourboule, etc.).

De temps en temps quelques *révulsifs* sur les parois thoraciques,

§ 4. — Gangrène du poumon.

La gangrène du poumon est très rare dans l'enfance ; on la voit quelquefois apparaître chez des enfants très débilités et atteints de pneumonie survenue dans le cours d'une fièvre exanthématique (rougeole, etc.). Deux grandes indications :

1° Placer le malade dans une atmosphère antiseptique ;

2° Relever le plus possible ses forces par les toniques habituels. (Alimentation substantielle autant que l'état général le permet, vins généreux, quinquina à haute dose, quinine, noix vomique).

On cherchera à modifier l'état local par une médication antiseptique *intùs et extrà.*

A l'intérieur, potions à l'acide phénique, à la créosote, à l'eucalyptus, emploi de la térébenthine, de la terpine, du goudron, des plantes ou essences aromatiques (menthe, romarin, thym, etc.) ; hyposulfite de soude, chlorure de soude, etc.

A l'extérieur, pulvérisations à l'eau chaude d'eucalyptus, à l'acide phénique, thymique, évaporation de liqueur de Labarraque, de chlorure de chaux, respiration d'oxygène.

Potion contre la gangrène pulmonaire.

Teinture d'eucalyptus . . .	2 grammes.
Teinture de cannelle	2 —

Sirop de quinquina au vin . . 25 grammes.
Sirop de fleurs d'oranger . . 10 —
Eau distillée de tilleul . . . 90 —

Par cuillerée à café, à dessert ou à soupe, d'heure en heure.

§ 5. — Tuberculose pulmonaire.

Depuis la découverte du bacille de Koch, de nombreux expérimentateurs ont cherché à enrayer la marche de la tuberculose par des médications antiparasitaires. Il n'est pas encore possible de se prononcer sur la valeur de ces divers procédés ; je me contenterai ici de les énumérer.

I. — Introduction des agents antiseptiques par les voies respiratoires.

Inhalations : Vapeurs d'acide fluorhydrique (Henry Bergeron, Chevy, Seiler), iode, goudron, sulfureux, etc.

Pulvérisations : de solutions créosotées, térébenthinées, sulfureuses, mercurielles, etc.

II. — Injection à l'aide de la seringue de Pravaz.

1º *Directement dans le parenchyme pulmonaire* (Lépine, Hiller, Gougenheim).

2º *Dans le tissu cellulaire sous-cutané :* Acide phénique (Desclats, Filleau et Léon Petit), iode et iodures

(Chipault), eucalyptol, iodoforme, sulfure de carbone avec la vaseline comme véhicule (Albin Meunier, Roussel).

III. — Absorption par les voies digestives.

Voie gastrique : solutions, vins, sirops, pilules (voyez plus loin le formulaire).

Voie rectale : injection gazeuse avec hydrogène sulfuré et sulfure de carbone (Bergeon, Chantemesse, Morel).

Quel que soit le procédé adopté, il faut toujours chercher à relever la nutrition par une alimentation choisie et au besoin par la suralimentation (poudre de viande, gavage), médicaments-aliments, médicaments excitant l'appétit et favorisant la nutrition.

En même temps instituer une médication symptomatique contre les lésions locales et les troubles généraux (révulsifs, pointes de feu, teinture d'iode, vésicatoires, médicaments contre les hémoptysies, la fièvre, les sueurs, la toux).

1er *Degré*. — Huile de foie de morue et succédanés, (huile de raie, beurre, beurre de cacao), phosphates, tannin, noyer, arsenicaux, glycérine, iodures.

I. — Extrait de feuilles de noyer.

Au premier rang des médicaments utiles contre la phtisie, M. le professeur Luton (de Reims) place les préparations de feuilles de noyer, qui lui ont toujours donné des résultats supérieurs à ceux fournis par

l'huile de foie de morue. M. Luton emploie les préparations de phosphate de cuivre comme médicament anti-
bacillaire, et il prescrit, comme traitement adjuvant, un
vin renfermant par litre 30 grammes d'extrait de
feuilles de noyer et 15 grammes de phosphate de
soude.

Vin tonique de Chevallier (Vin de noyer tanno-phosphaté).

Cette préparation, qui renferme par cuillerée à soupe
0.20 centigrammes d'extrait de feuilles de noyer et
0.10 centigrammes de phosphate de soude, est excellente dans toutes les affections tuberculeuses, strumeuses et lymphatiques de l'enfance ou de l'âge adulte.

II. — Huile de foie de morue.

On commencera par de petites doses, une demi-
cuillerée ou une cuillerée à café donnée au moment des
repas, et l'on augmentera progressivement jusqu'à deux
ou trois cuillerées à bouche, si l'enfant peut supporter
le médicament.

Les enfants s'habituent généralement très vite à
l'huile de morue et la prennent avec moins de répugnance que les adultes ; on pourra donc toujours essayer de la donner pure. Si l'on éprouvait des difficultés
on pourrait essayer d'un des mélanges suivants :

```
Huile de foie de morue  .  .  .  100 grammes.
Hydrolat de laurier-cerise  .  .   15    —
```

Agitez fortement : laissez déposer : décantez. Vous

pouvez remplacer l'hydrolat de laurier-cerise par 5 décigrammes d'essence d'amandes amères.

Sirop d'huile de foie de morue.

Huile de foie de morue blonde.	50 grammes.
Sirop d'oranges	50 —
Huile essentielle de menthe . .	VIII gouttes.

Agiter au moment de le donner.

Il suffira le plus souvent de mélanger l'huile de morue avec une petite quantité de kirsch, de rhum, de liqueur de café, pour la faire agréer par l'enfant. Le docteur Ferrand recommande le procédé suivant :

Se laver la bouche avec de l'eau sucrée, mouiller l'intérieur d'un verre et y verser une petite quantité d'eau, puis ajouter l'huile ; boire le tout rapidement et prendre ensuite une gorgée d'eau aromatique.

Un procédé qui réussit souvent consiste à verser dans un verre de la bière bien mousseuse, et la quantité d'huile voulue. La mousse qui surnage empêche l'huile d'être en contact prolongé avec le voile du palais et rend moins désagréable l'absorption du médicament.

Beurre bromo-iodé (Trousseau.)

Beurre frais.	125 grammes.
Iodure de potassium. . . .	0,05 centigr.
Bromure de potassium . . .	0,20 —
Chlorure de sodium	2 grammes.

Ce beurre est consommé dans la journée sur de très minces tartines de pain.

III. — Arsenic.

L'acide arsénieux peut s'employer chez les enfants au-dessus de trois ans, à la dose d'un demi-milligramme à 4 ou 5 milligrammes ; on devra toujours commencer par de très petites doses et augmenter progressivement d'un demi-milligramme par jour, jusqu'à ce que l'on ait atteint une dose que l'on juge ne devoir pas être dépassée sans danger ; à ce moment l'on diminue graduellement l'emploi du médicament jusqu'à ce que l'on soit revenu au point du départ ; on laisse alors reposer le malade pendant 4 à 5 jours au bout desquels on recommence l'usage de l'arsenic de la même manière que la première fois (J. Simon).

L'arséniate de soude s'emploiera à la dose d'un demi-milligramme à deux milligrammes dans les 24 heures et par doses fractionnées.

L'arséniate de fer, beaucoup moins soluble, peut être prescrit à la dose d'un milligramme à un et même deux centigrammes dans les 24 heures.

Les principales préparations officinales d'arsenic sont la liqueur de Fowler, la liqueur de Pearson, les granules de Dioscoride à l'acide arsénieux, et les granules d'arséniate de soude. Chez les jeunes enfants on ne se servira que des solutions ou des sirops arsenicaux.

Solution d'arsénite de potasse ou liqueur de Fowler
(Codex).

Acide arsénieux . . . . 1 gramme.

Carbonate de potasse pur . . , 1 gramme.
Eau distillée . . . , . . . 100 —

Faites bouillir jusqu'à dissolution complète ; laissez refroidir, ajoutez :

Alcoolat de mélisse composé . 3 grammes.

Filtrez ; complétez, s'il est nécessaire, le poids total de 100.

Cette liqueur représente 1/100ᵉ d'acide arsénieux, soit un centigramme par gramme ou par 20 gouttes. 2 gouttes repr senteut donc 1 milligramme d'acide arsénieux à l'état d'arsénite de potasse.

Solution arsénicale de Pearson ; liqueur de Pearson
(Codex fr.)

Arséniate de soude cristallisé . 1 gramme.
Eau distillée . . . . 600 —

Faites dissoudre ; filtrez.

Cette solution représente 1 centigramme d'arséniate de soude pour 6 grammes.

Solution d'acide arsénieux de Boudin.

Acide arsénieux . . . . 1 gramme.
Eau distillée . . . . 1 litre.

Faites dissoudre à l'ébullition ; remplacez l'eau évaporée, filtrez. La dissolution est très lente ; 1 gramme d'acide chlorhydrique l'accélère beaucoup.

Cette solution représente 1 centigramme d'acide arsénieux pour 10 grammes.

Sirop d'arséniate de soude (Bouchut).

Arséniate de soude	1 gramme.
Eau distillée	20 —
Sirop de sucre	4000 —

20 grammes de ce sirop représentent 3 milligrammes d'arséniate de soude.

Solution d'arséniate de soude (J. Simon).

Arséniate de soude	0 gr. 15 cent.
Eau distillée	250 grammes.
Eau de mélisse	q. s.

Chaque cuillerée à café renferme un milligramme d'arséniate de soude.

Granules de Dioscoride (Mentel).

Acide arsénieux	0,001 milligr.
Mannite.	0,01 centigr.
Miel	q. s.

Pour un granule.

Pilules arsénicales : pilules asiatiques (Codex fr.)

Acide arsénieux porphyrisé . .	5 milligr.
Poivre noir en poudre très fine .	5 centigr.
Gomme arabique pulv. . . .	1 centigr.
Eau distillée	q. s.

M. par longue trituration l'acide arsénieux, le poivre et la gomme ; ajoutez l'eau distillée afin d'obtenir la consistance pilulaire. Pour 1 pilule.

J'ai cru devoir rapporter ici cette formule, bien qu'on ne doive pas prescrire aux enfants les pilules asiatiques qui renferment 5 milligrammes d'acide arsénieux et par conséquent sont beaucoup trop fortes pour le plus grand nombre d'entre eux; c'est que beaucoup de médecins prescrivent indifféremment les pilules asiatiques ou les granules de Dioscoride, pensant sans doute qu'ils ont le même dosage; mais les granules de Dioscoride renferment 1 milligramme seulement et les pilules asiatiques 5 milligrammes d'acide arsénieux.

Pilules d'arséniate de fer (Biett).

Arséniate de fer	3 milligr.
Extrait de houblon	1 décigr.
Rac'ne de guimauve pulv. .	
Sirop de fleurs d'oranger .	àà q. s.

Pour une pilule.

De une à sept par jour.

En résumé :

1 milligramme d'arséniate de soude ou d'acide arsénieux se trouve dans :

2 gouttes de liqueur de Fowler.

12 gouttes de liqueur de Pearson.

20 gouttes ou 1 gramme de solution ars. de Boudin.

5 grammes ou une cuillerée à café de la solution J. Simon.

3 grammes ou une demi-cuillerée à café du sirop de Bouchut.

Un granule de Dioscoride.

Si, pour une cause quelconque, les personnes qui entourent le petit malade ne peuvent pas compter les gouttes avec précision on pourra prescrire le sirop suivant :

> Liqueur de Fowler. . . .   2 gr. ou XL gouttes.
> Sirop de quinquina. . . .   120 grammes.

Bien agiter.

Chaque cuillerée à café (6 gr.) représente 1 milligramme d'acide arsénieux ; une cuillerée à bouche (24 gr.) 4 milligrammes. Bien recommander de ne pas dépasser la dose indiquée.

IV. — Phosphates et hypophosphites.

Pour les diverses formules renfermant des phosphates neutres et acides de chaux voir à l'article *Rachitisme*.

Solution d'hypophosphite de chaux.

> Eau distillée . . . . . . 200 grammes.
> Hypophosphite de chaux . .   2   —

20 grammes de la solution représentent 0,20 centigrammes d'hypophosphite. Une ou deux cuillerées à bouche chez les enfants de 7 à 10 ans. — Mettre dans de l'eau sucrée ou du vin.

Sirop d'hypophosphite de chaux (Codex).

> Hypophosphite de chaux . .   5 grammes.
> Eau distillée de fleurs d'oranger.   50   —
> Sirop simple 445   —

20 grammes renferment 0,20 centigrammes de sel.

— De une à deux cuillerées à bouche dans les 24 heures chez un enfant de 8 à 12 ans.

Solution et Sirop d'hypophosphite de soude.

La solution et le sirop d'hypophosphite de soude se formuleront comme la solution et le sirop d'hypophosphite de chaux et s'emploieront aux mêmes doses.

Si l'on juge utile de joindre au traitement les amers ou les toniques, on pourra prescrire le sirop composé suivant :

          Sirop de quinquina . . . . . 150 grammes.
          Sirop de gentiane. 115   —
          Hypophosphite de chaux . .   3   —
          Eau distillée   32   —

Une cuillerée à soupe (0,20 centigr. de sel) au moment des deux principaux repas.

Pour le dosage des iodures, voir l'article *Scrofule*.

Vin phosphaté (Dujardin-Beaumetz).

          Phosphate de soude   5
          Phosphate de potasse   3
          Vin de Bagnols   200
          Sirop d'écorces d'oranges   60

Une cuillerée à bouche représente 0,85 centigrammes environ de phosphates. — Une cuillerée à dessert ou à soupe après les deux principaux repas chez un enfant de dix ans.

Utile chez les tuberculeux ordinairement constipés.

Mixture (Lewis-Smith).

Huile de foie de morue . . . 100 grammes.
Eau de chaux . . . . . . } àà 50 —
Sp de lacto-phosphate de chaux }

Une à trois cuillerées le matin ; bien agiter et verser dans du lait.

2e *Degré*. — Continuer les médicaments dont on a fait usage dans la première période. — Traiter en outre l'état local par les révulsifs : vésicatoires, cautères, pointes de feu, application d'huile de croton, badigeonnage à la teinture d'iode.

La toux sera combattue par un des moyens indiqués au traitement de la bronchite.

3e *Degré*. — *Contre la fièvre* on donnera la teinture de digitale et d'aconit, 4 à 8 gouttes dans la soirée, le kermès ou l'oxyde blanc d'antimoine, à petite dose, le sulfate de quinine

Teinture de digitale . . . . XL gouttes.
Alcool. de racine d'aconit . . XL —
Oxyde blanc d'antimoine . . 0,50 centigr.
Gomme arabique pulvérisée . . 4 grammes.
Sirop de capillaire. . . . . 25 —
Eau distillée de laitue . . . 100 —

Deux à quatre cuillerées à café tous les soirs, à une heure d'intervalle l'une de l'autre (pour un enfant de cinq ans).

Potion antifébrile.

Sulfate de quinine. . . . . 0,20 centigr.
Eau de Rabel . . . . . . q. s.

> Teinture de digitale . . . . .   X gouttes.
> Sirop de codéine .   . . .   10 grammes.
> Sirop de fleurs d'oranger . .   80   —

Faire prendre en deux ou trois fois à un enfant de 10 à 14 ans.

S'il y a de vastes excavations et si la fièvre et les sueurs paraissent être le résultat d'une résorption purulente, on emploiera le sufate de quinine, l'aconit et les antiseptiques (acide phénique, créosote, acide salicylique, essence d'eucalyptus).

Sirop phéniqué.

> Acide phénique cristallisé . .   0,25 centigr.
> Alcool . . . .   5 grammes.
> Sirop de sucre.   245   —
> Teinture de fuchsine . . . . .   q. s.

20 grammes de ce sirop renferment 2 centigrammes d'acide phénique. — De une à trois cuillerées par jour. L'emploi de l'acide phénique chez les enfants demande à être surveillé avec soin, car des phénomènes d'intoxication se produisent quelquefois rapidement.

L'acide phénique et la créosote sont généralement assez mal supportés par les enfants ; on pourra essayer néanmoins d'employer celle-ci de la manière suivante :

Elixir créosoté.

> Créosote de goudron de hêtre .   2 grammes.
> Alcool   100   —
> Vin de Bagnols.   200   —
> Sirop simple   200   —

Une cuillerée de ce mélange deux fois par jour dans un verre d'eau sucrée.

CHAPITRE V

MALADIES DE LA PLÈVRE

§ 1. — Pleurésie aiguë.

1° Dès le début, ventouses sèches sur le thorax, petits vésicatoires volants ou compresses d'essence de térébenthine ;

2° Contre la fièvre, préparations de digitale et d'aconit ;

3° Lorsque l'épanchement se forme dans la plèvre, on emploiera les tisanes diurétiques (queue de cerise, pariétaire, chiendent) additionnées de sels de potasse (nitrate, acétate, citrate de potasse) ou d'oxymel scillitique. La macération de feuilles de digitale et le régime lacté doivent être placés en première ligne ; vésicatoires volants. Si l'on juge que l'épanchement, à cause de son abondance ou sa nature, ne peut pas être guéri par les moyens précédents, on pratiquera la thoracentèse en employant tous les procédés antiseptiques (lavages préalables du récipient à l'eau phéniquée forte, passer l'aiguille à la flamme d'une lampe à alcool et l'enduire au moment de la ponction d'huile

phéniquée au dixième). On évitera ainsi la transformation de l'épanchement séreux en épanchement purulent,
qui trop souvent a suivi des ponctions faites sans aucun soin de propreté.

— L'indocilité du petit malade peut rendre nécessaire
l'emploi de l'anesthésie pour faire la thoracentèse
(Ch. West); mais s'il y a tendance aux syncopes, soit
par abondance de l'épanchement, soit par refoulement
du cœur, il vaudra mieux opérer sans anesthésier le
malade.

FORMULAIRE DES PRÉPARATIONS DIURÉTIQUES

Mixture (J. Simon).

Teinture de scille	10 grammes.
Teinture de digitale	10 —

5 à 6 gouttes de ce mélange, deux fois par jour, chez
un enfant de trois ans, 20 et 30 en 24 heures, au-dessus de 5 ans.

Potion diurétique (Guersant).

Sirop d'asperges	40 grammes.
Oxymel scillitique.	40 —
Nitrate de potasse.	0,50 centigr.
Décoction de chiendent . . .	100 grammes.

Par cuillerée d'heure en heure. (Enfant au-dessus
de 8 ans.)

Autre :

Infusion d'hysope	100
Sirop de cerises	30
Acétate de potasse	1

Par cuillerée d'heure en heure.

Autre :

Eau distillée de tilleul . . .	80 grammes.
Eau distillée de fleurs d'oranger	20 —
Sirop des 5 racines	30 —
Oxymel scillitique.	20 —
Teinture de digitale	XV gouttes.

Pour un enfant de moins de 7 ans, on diminuera la quantité de teinture de digitale et d'oxymel.

Eau distillée de tilleul . . .	100 grammes.
Sirop de fleurs d'oranger . .	30 —
Acétate de potasse.	1 —
Teinture de scille	X gouttes.
Teinture de digitale	X —

Sirop des cinq racines (Codex).

Racines d'ache, de fenouil, de persil, d'asperges, de petit-houx, 100 grammes de chaque racine, sucre 2,000, eau 3,000.

Les squames du bulbe de la scille maritime peuvent être employées chez les enfants ; on se sert surtout de la teinture et de l'oxymel scillitique.

Oxymel scillitique (Codex).

Vinaigre scillitique	1
Miel blanc	4

Le vinaigre scillitique qui sert à la préparation de l'oxymel a la formule suivante :

Vinaigre scillitique (Codex).

Squames de scilles sèches grossièr¹ pulv. .	1
Vinaigre blanc	12

Faites macérer pendant 8 jours ; agitez de temps en temps ; passez ; exprimez et filtrez.

L'oxymel scillitique s'emploie à la dose de 10 à 60 grammes en potion ou en tisane ; le vinaigre à la dose de 2 à 5 grammes.

Teinture de scille (Codex).

Squames de scille 1
Alcool à 60°. 5

Faites macérer pendant 10 jours ; passez ; exprimez ; filtrez. Doses : 20 à 30 gouttes de teinture en 24 heures chez un enfant de 4 à 5 ans (J. Simon). Ne jamais donner ce médicament à doses massives, mais le fractionner en le donnant par 2 ou 3 gouttes de deux en deux heures, ou au moins en 3 ou 4 fois.

Macération de feuilles de digitale.

Feuilles de digitale . . . . . 0,15 à 0,30 cent.
Tilleul . . . . 2 grammes.

Faites macérer pendant 12 heures dans 100 grammes d'eau, passer, sucrer à volonté ; — prendre par gorgées dans les 24 heures.

Il est inutile de donner de fortes doses de digitale qui agit aussi bien administrée par petite quantité ; il ne faut pas non plus continuer ce médicament plus de 4 à 5 jours de suite, car l'on verrait se développer assez rapidement des accidents d'intoxication.

Tisane de queues de cerises, 20/1000, en décoction.

Tisane de pariétaire, 10/1000, en infusion.

— *uva ursi*, 10/1000, en infusion.

Espèces diurétiques.

Racines sèches de fenouil.
Petit houx . . . .
Ache. . . . .   P. E.
Asperges. . . . .
Persil . . . .

On obtiendra la tisane dite des 5 racines en faisant infuser pendant 4 heures 10 à 30 grammes du mélange précédent dans 1,000 grammes d'eau. On trouve également dans les pharmacies des sirops de pointes d'asperge, des cinq racines, que l'on pourra employer comme diurétiques.

Mixture purgative et diurétique (Cruveilhier).

Teinture d'aloès . . . . . . 4 à 8 gr.
Teinture de scille . . . . . XX gouttes.
Teinture de digitale . . . . XX —

Mêlez.

On fera prendre le matin à jeun, dans un demi-verre d'infusion de pariétaire, tous les deux ou trois jours, dans la pleurésie chronique avec épanchement, à un enfant de 10 ans le quart de la dose, à un enfant de quatorze ans la moitié.

VINS DIURÉTIQUES

Les deux principaux vins diurétiques employés sont : *le vin diurétique de Trousseau* ou vin diurétique de l'Hôtel-Dieu, *le vin diurétique amer de la Charité* ou vin amer scillitique. Tous ces vins renferment de la digitale ou de la scille en quantité notable et doivent être donnés avec prudence. On pourra en prescrire une à deux cuillerées à café en 24 heures chez un enfant de 5 à 6 ans, une à deux cuillerées à dessert chez un enfant de 12 ans. On devra en suspendre l'usage au bout de 5 à 6 jours, pour le reprendre, s'il est nécessaire, 3 à 4 jours après, et ainsi de suite. On les donnera purs ou mélangés à des tisanes.

Vin amer scillitique ou vin diurétique amer de la Charité.

Écorce de quinquina gris . .	60 grammes.	
— de Winter.	60	—
— de citron	60	—
Racines d'asclépias . . .	15	—
— d'angélique . . .	15	—
Squames de scille . . .	15	—
Absinthe	30	—
Feuilles de mélisse . . .	30	—
Genièvre	15	—
Macis	15	—
Vin blanc	1000	—
Alcool à 60°	200	—

Il ne faut pas confondre cette préparation avec le vin amer diurétique de Corvisart, vin qui contient de la scille en quantité plus considérable, le double environ.

Vin diurétique de l'Hôtel-Dieu (Trousseau).

Digitale en poudre	5 grammes.	
Squames de scille contusées. .	7,50	

Baies de genièvre cont.. . . . 75 grammes.
Acétate de potasse sec . . . 50 —
Vin blanc . . . . 900 —
Alcool à 60°. . . . . . . 100 —

F. S. A.

Oxymel diurétique de Gubler.

Teinture alcoolique de digitale 10
Extrait aqueux de seigle ergoté. . . . 10
Acide gallique 5
Bromure de potassium. 30
Hydrolat de laurier-cerise. 30
Sirop de cerises 400
Oxymel scillitique 515

Employé surtout chez les adultes. Pourrait être prescrit aux enfants : 2 à 3 cuillerées à dessert par jour chez un enfant de 12 ans.

CHAPITRE VI

MALADIES DU MÉDIASTIN

§1. — Adénopathie trachéo-bronchique.

L'adénopathie trachéo-bronchique existe soit seule, soit accompagnée d'adénites cervicales ou mésentériques chez des enfants lymphatiques, scrofuleux ou tuberculeux ; il n'est pas rare de la voir persister pendant longtemps à la suite de la coqueluche et donner lieu à des quintes de toux très pénibles (toux coqueluchoïde).

Toux sans bronchite, fièvre du soir, tels sont ses principaux symptômes que l'on aura le plus souvent à combattre.

Contre la toux spasmodique : Belladone, aconit, bromures de potassium, de sodium ou d'ammonium, préparations opiacées, etc.

Contre la fièvre, la digitale, l'antipyrine et la quinine peuvent être très utiles.

Contre l'adénopathie, les préparations iodées *intùs et extrà* (badigeonnages à la teinture d'iode, coton iodé, pommade iodurée entre les deux épaules, solution à l'iodure de potassium, sirop d'iodure de fer. Quelques gouttes de teinture d'iode, l'huile de foie de morue et succédanés, vin de noyer phosphaté, etc.)

Teinture de ciguë.

Teinture de ciguë . . . . . 100 grammes.
Alcool à 60° . . . . q. s.

Opérez par déplacement jusqu'à ce que vous ayez obtenu cinq parties en poids de liquide pour une de subtance employée.

Dosage (J. Simon) : débutez par des doses faibles, 4 à 5 gouttes, en espacer les prises et en augmenter progressivement le nombre tout en surveillant les effets

16.

du médicament. En allant ainsi avec prudence, J. Simon a pu donner :

Jusqu'à 15 gouttes de teinture de ciguë à un enfant de deux ans ; jusqu'à 30 et 40 gouttes à un enfant de quatre à cinq ans.

MALADIES DE L'APPAREIL CIRCULATOIRE

—

CHAPITRE Ier

MALADIES DU PÉRICARDE

§ 1. — Péricardite aiguë.

Il est rare que la péricardite existe isolément ; elle est le plus souvent secondaire et apparaît soit dans le cours d'inflammations des organes voisins (pneumonie, pleurésie), soit pendant l'évolution de maladies générales infectieuses (rhumatisme articulaire aigu, érythème polymorphe, scarlatine).

Il n'y a donc pas seulement à instituer un traitement de la péricardite envisagée comme affection locale ; il faut toujours, et surtout, commencer par prescrire un traitement général.

Péricardite rhumatismale ; traitement général : salicylate de soude, quinine, digitale et digitaline.

Péricardite accompagnant l'érythème polymorphe : iodure de potassium, etc.

Traitement local.

Les ventouses scarifiées, les sangsues sont rarement

indiquées dans le traitement de la péricardite des enfants.

Les vésicatoires sont utiles lorsque la fièvre est tombée et que l'épanchement persiste; lorsque l'épanchement est très abondant, paracentèse,

Le calomel à doses réfractées, la digitale, les opiacés, le tartre stibié ont été prescrits avec des résultats divers.

CHAPITRE II

MALADIES DE L'ENDOCARDE

§ 1. — Maladie mitrale.

Les altérations de l'orifice aortique sont presque inconnues dans l'enfance; l'orifice mitral au contraire est souvent modifié lors d'inflammation de l'endocarde; il en résulte un rétrécissement ou une insuffisance; souvent même ces deux lésions coexistent et la maladie présente une symptomatologie toute spéciale. Le rhumatisme, dans l'enfance, se localise très facilement dans le ventricule gauche; c'est pour ainsi dire la seule lésion cardiaque que l'on ait occasion d'observer dans l'enfance; c'est la seule dont j'indiquerai ici le traitement.

L'endocardite aiguë exige le traitement général de la maladie qui lui a donné naissance; comme traitement local : vésicatoires, ventouses, révulsifs divers (peu utiles d'ailleurs).

L'endocardite chronique n'a pas, du moins jusqu'à ce jour, de traitement proprement dit ; la médication s'adresse aux accidents déterminés par ces lésions qui, à un moment ou à l'autre, provoquent une rupture d'équilibre dans le courant circulatoire ; anémie artérielle d'un côté, congestions veineuses des divers organes de l'autre, tels sont les accident auxquels il faut généralement remédier.

J'adopterai, pour la facilité de l'étude thérapeutique des affections mitrales, la classification de M. le docteur Henri Huchard.

Le malade, atteint de lésion chronique de l'orifice mitral, peut se trouver dans quatre conditions :

1° Le cœur arrive à maintenir une circulation générale du sang, permettant le fonctionnement régulier de tous les organes : *eusystolie.*

2° Il y a suractivité du cœur : *hypersystolie.*

3° Le cœur n'est pas assez énergique ; les viscères s'œdématient, se congestionnent ; hydropisies multiples : *hyposystolie.*

4° Le cœur n'est plus capable de lutter : *asystolie.* Chacune de ces périodes réclame un traitement bien différent.

1° *Eusystolie.*

Maintenir les forces du malade par une bonne alimentation et quelques toniques (quinquina, arsenic); la digitale n'est pas utile. Si le malade n'est pas anémique, s'abstenir de le droguer; faire suivre seulement une hygiène rigoureuse. Interdire les longues promenades, les excursions dans des pays montagneux, les travaux manuels exigeant de fréquents efforts ou des mouvements répétés des bras; les émotions, les travaux intellectuels prolongés sont nuisibles. On ne permettra que des bains tièdes de peu de durée, et l'on défendra les bains de vapeur, les douches, les bains froids, surtout les bains de mer. L'emploi des eaux minérales est généralement nuisible.

Le malade évitera les écarts de température.

2° *Hypersystolie.*

Donner des calmants tels que les bromures, l'aconit, le veratrum viride; ne jamais prescrire le chloroforme ou le chloral qui provoquent rapidement des phénomènes d'asystolie. La digitale est contre-indiquée.

3° *Hyposystolie.*

Combattre les congestions par la saignée, les ventouses sacrifiées, les révulsifs; l'hydropisie par la diète lactée, les diurétiques (voir page 275), les purgatifs drastiques.

La digitale est ici très utile en tonifiant le cœur, d'où un double résultat : 1° circulation artérielle plus active (diurèse); 2° arrivée dans les oreillettes d'une plus grande quantité de sang (décongestion des organes).

On a également employé le muguet, la spartéine et le strophantus.

4º *Asystolie.*

La digitale, dans cette période, est souvent plus nuisible qu'utile; employer de préférence la caféine, la strychnine, alcooliques, stimulants diffusibles (éther, acétate d'ammoniaque).

FORMULAIRE

Teinture alcoolique de digitale (Codex).

1 partie de feuilles de digitale pulv. pour 5 parties d'alcool à 60 degrés. — Faire macérer dix jours et filtrer.

2 à 8 gouttes au-dessous de trois ans, de 8 à 12 jusqu'à 5 ans, et 15 gouttes au-dessus de cinq ans dans les 24 heures.

Le sirop de digitale (25 grammes de la teinture précédente pour 975 de sirop de sucre) renferme par 20 grammes de sirop 0,50 centigrammes de teinture, soit 26 gouttes environ.

Une cuillerée à café au-dessous de trois ans, deux jusqu'à cinq ans.

La préparation la plus facile à doser est la teinture ; c'est elle que je prescris le plus souvent, soit dans une potion, soit dans de l'eau sucrée. Mais, dans les cas d'affections cardiaques, où la digitale constitue l'unique médication, je préfère *la macération de feuilles de digitale* qui donne presque toujours des résultats rapides.

Il est inutile d'ordonner de fortes doses; des doses minimes agissent aussi promptement, tout en ne déterminant pas d'effet toxique. 5 à 10 centigrammes chez les enfants; 0,15 à 0,30 centigrammes chez l'adulte suffisent généralement pour produire de la diurèse; des doses de 0,60 centigrammes à 1 gramme sont bien inutiles, sinon dangereuses.

On ne donnera pas ces préparations plus de 5 à 6 jours de suite, car la digitale est un des médicaments qui s'accumulent le plus facilement dans l'organisme et déterminent subitement des phénomènes d'intoxication.

Sirop à l'extrait de convallaria majalis (Dujardin-Beaumetz).

Extrait de fleurs et de feuilles de muguet. — 7 grammes.
Sirop d'écorces d'oranges . . . . 120 —
Sirop des cinq racines . . . . 120 —

Deux à quatre cuillerées à café par jour chez des enfants de 12 ans. — Effet diurétique moins certain que par les préparations de digitale.

Potion à la caféine (Dujardin-Beaumetz).

Caféine . . . . 0,75 à 1 gr
Benzoate de soude . . . . 1 grammes.
Eau de tilleul . . . . 30 —

Eau de laitue . . . . 60 grammes.
Sirop des cinq racines 30   —

La moitié environ de cette potion en 24 heures chez les enfants de douze ans.

Préparations au sulfate de spartéine (Houdé, Laborde et Germain Sée).

M. le professeur G. Sée l'emploie chez les adultes aux doses de 2 à 10 centigrammes.

1° *Pilules.*

Sulfate de spartéine . . . . . 0,50 centigr.
Sucre de lait . . . . 5 grammes.
Sirop simple . . . . q. s.

M. s. a. et divisez en 50 pilules. — 2 à 10 par jour.

2° *Sirop.*

Sulfate de spartéine . . . . . 0,30 centigr.
Eau distillée . . . . 2 grammes.
Sirop d'écorces d'oranges amères 300   —

Agitez le mélange; 20 grammes de sirop renferment exactement 2 centigrammes de principe actif.

§ 2. — Palpitations.

Les palpitations dues à des lésions cardiaques seront traitées par un des moyens indiqués au paragraphe précédent.

Les palpitations sont le plus souvent d'origine chloro-anémique; la digitale et les médicaments cardiaques sont alors généralement inutiles; le fer et les autres toniques, l'hydrothérapie formeront la base du traitement.

§ 3. — Malformation du cœur. — Cyanose.

La cyanose congénitale est causée, dans la majorité des cas, par un rétrécissement ou une oblitération de l'altère pulmonaire; ces obstacles entraînent un certain nombre de lésions secondaires telles que la persistance du trou de Botal, du canal artériel, ou des communications entre les ventricules. (Louis, Maurice Raynaud, Cadet de Gassicourt.)

Hygiène rigoureuse telle que je l'ai indiquée à l'article *Maladie mitrale*.

Meigs conseille de placer les enfants atteints de cyanose commençante sur le côté droit, la tête et le tronc un peu élevés, de façon que la cloison interventriculaire gauche pèse sur la valvule du trou de Botal qui se trouverait ainsi fermé. C'est là une vue toute théorique et, en pratique, il ne faudrait peut-être pas trop compter sur ce procédé.

Médication entièrement symptomatique.

CHAPITRE Ier.

MALADIES DE LA MOELLE ÉPINIÈRE ET DE L'ENCÉPHALE.

Les maladies de la moelle les plus fréquentes dans l'enfance sont les altérations des cornes antérieures qui donnent lieu à la paralysie atrophique, et des inflammations provoquées par des lésions de voisinage (mal de Pott, spina bifida, etc.).

Je renvoie pour le traitement de la paralysie atrophique à mon article *Paralysie diphthérique*, page 139.

Le traitement est en effet tout à fait symptomatique; émollients et antifébriles dans la période douloureuse du début, excitants dans la période paralytique (frictions, massage, électricité (de préférence les courants à intermittences éloignées), préparations de noix vomique).

Les maladie de l'encéphale le plus souvent observées sont l'hydrocéphalie, les congestions, la sclérose, les tumeurs (tubercules, syphilomes).

CHAPITRE II

MALADIES DES MÉNINGES CÉRÉBRALES ET SPINALES.

Les méningites aiguës sont presque toujours de nature tuberculeuse ; les méningites causées par insolation, carie du rocher, érysipèle, pneumonie et fièvre herpétique, fièvre typhoïde ou rhumatisme sont beaucoup plus rares et à peu près les seules qui puissent quelquefois se terminer par la guérison.

§ 1. — Méningite aiguë tuberculeuse.

Il n'y a pas, à vrai dire, de médication contre cette terrible maladie qui, d'après tous les auteurs classiques, est presque toujours mortelle ; encore le mot *presque* est-il de trop, car dans la plupart des cas de méningites aiguës tuberculeuses guéries, il y avait assurément erreur de diagnostic.

En France, le traitement le plus suivi est celui par le calomel ou protochlorure de mercure ; c'est, paraît-il, un traitement rationnel, bien que tous les malades traités par ce procédé meurent invariablement.

En Angleterre et en Allemagne on emploie plus souvent l'iodure de potassium à la dose de 10, 15, 25 et même 50 centigrammes, trois fois par jour pour un enfant de trois ou quatre ans.

J'ai prescrit depuis plusieurs années de l'iodure de potassium à tous mes méningitiques, et je dois dire que la mort a été, jusqu'à présent, la terminaison constante de la maladie.

Le phosphore, la quinine ont été également préconisés ; je ne pense pas qu'on doive en attendre de meilleurs résultats.

La méningite tuberculeuse est une de ces maladies contre lesquelles tout a été essayé, et contre lesquelles tout a échoué. Je crois que, dans l'état actuel de la science, le médecin doit chercher à remplir deux indications principales :

1° S'appliquer, par une hygiène bien entendue, à prévenir le développement de cette maladie qui apparaît principalement chez des enfants issus de parents lymphatiques ou tuberculeux.

2° Lorsque la maladie s'est développée, combattre les phénomènes douloureux par une médication symptomatique.

Quant au traitement direct de l'inflammation des méninges par les altérants (calomel, iodures, phosphore) ou les révulsifs énergiques (vésicatoires sur le crâne, huile de croton, pommade au tartre stibié, sétons à la nuque), il ne faut pas se faire illusion sur sa valeur. Pour ma part, j'ai complètement renoncé à ces moyens violents qui font souffrir le malade et n'empêchent jamais sa mort.

1° *Prophylaxie.*

L'existence de la tuberculose chez les parents est assurément la cause que l'on retrouve dans la plupart des cas de méningites granuleuses de l'enfance; la scrofule, l'alcoolisme, le diabète, les troubles céré-braux, la disproportion d'âge des conjoints (3 cas d'ob-servation personnelle sur 10 cas de méningite), sont ensuite les causes que l'on rencontre le plus souvent. — Quand la mère est évidemment tuberculeuse, elle ne devra jamais nourrir son enfant; lorsqu'une femme a déjà perdu un ou plusieurs enfants de tuberculose, on ne lui laissera plus allaiter les autres, alors même qu'on ne trouverait pas chez elle de traces évidentes de tuberculose ou de débilitation profonde par une autre cause.

On placera l'enfant à la mamelle dans les meilleures conditions possibles d'alimentation, d'aération, de température, etc. ; on évitera d'exciter les facultés céré-brales chez ces enfants qui ont presque toujours une intelligence très développée.

Plus grands, ils devront être laissés en retard dans les études; s'ils manifestent un penchant très marqué pour le travail intellectuel, on s'y opposera plutôt que de le favoriser.

Développer le plus possible les forces physiques, et éviter les excitants de toutes sortes, tel est le double but qu'on doit se proposer.

L'air de la mer sera favorable et les bains seront prescrits aussitôt que l'enfant sera en âge de les supporter ; il y a là un danger à éviter, car l'on voit certaines natures impressionnables se trouver très mal des bains salins ou même simplement du voisinage de la mer.

La gymnastique, l'escrime, l'équitation seront utiles ; bien entendu, on évitera toujours la fatigue et les refroidissements qui pourraient être la suite de ces exercices.

Les fonctions digestives seront surveillées avec soin, car d'elles dépend le bon état général de l'organisme ; on devra entretenir un bon appétit et s'opposer aux phénomènes dyspeptiques qui pourraient se produire.

2° *Médications symptomatiques.*

Contre le vomissement, boissons glacées, eau de Seltz, potion de Rivière, opium à doses fractionnées s'il n'y a pas de constipation.

Contre la céphalalgie, bromures de potassium, de sodium, d'ammonium, hydrate de chloral, sirop diacode, sirop de codéine, compresses d'eau froide ou sédative glacée sur la tête.

Contre la constipation, résine de jalap, de scammonée, calomel, purgatifs divers, lavements.

Contre les convulsions, voyez l'article *Eclampsie.*

FORMULAIRE

Calomel à doses fractionnées.

Calomel, ...	0,05 centigr.
Sucre en poudre	5 grammes.

Divisez en 10 paquets. 1 paquet à prendre toutes les heures. — Ne doit jamais être prescrit en même temps que les iodures et les chlorures (voir page 79).

Potion à l'iodure de potassium.

Iodure de potassium	0,25 à 2 gr. s. l'âge.
Sirop de fleurs d'oranger . .	30 grammes.
Eau dist. de menthe	60 —
Eau dist. de laitue	60 —

Une cuillerée à dessert d'heure en heure.

Potion à l'iodure et au bromure de potassium.

Iodure de potassium	1 gramme.
Bromure de potassium . . .	2 —
Teinture de digitale	XII gouttes.
Sirop de fleurs d'oranger . .	30 grammes.
Eau distillée de tilleul . . .	120 —

Par cuillerée à soupe d'heure en heure. — Enfant de 4 ans.

Pommade à l'iodoforme.

Faire sur le cuir chevelu préalablement rasé trois à quatre frictions par jour avec de la pommade iodoformée à 1 pour 10; recouvrir la tête d'un taffetas gommé.

§ 2. — Méningite aiguë non tuberculeuse.

Cette variété offre beaucoup plus de chances de guérison que la variété précédente.

Contre la méningite par voisinage (carie des os du crâne, otites suppurées, etc.), révulsifs énergiques au niveau des parties des méninges malades, pansements antiseptiques rigoureux des plaies qui ont donné lieu à l'inflammation.

Contre la méningite des fièvres générales, (érysipèle, malaria, rhumatisme, fièvre typhoïde et pneumonie), sulfate de quinine à hautes doses et toniques généraux.

En même temps, dans tous les cas, révulsifs sur les membres abdominaux, applications réfrigérantes sur la tête ; — traitement symptomatique des vomissements, de la constipation, des douleurs, des convulsions.

La méningite cérébro-spinale épidémique (forme méningée infectieuse de la fièvre herpétique, sera traitée par le sulfate de quinine, le quinquina ; en outre, traitement symptomatique habituel ; révulsifs cutanés, dérivatifs intestinaux, — opium, chloral contre la douleur, — musc, valériane, contre l'ataxie ; — bromure, éther contre l'insomnie, etc. Isoler les malades.

CHAPITRE III

NÉVROSES

§ 1. — Epilepsie.

La syphilis et *le tænia* sont deux causes d'épilepsie qu'il ne faut pas oublier, lorsqu'on doit instituer un traitement contre cette névrose.

Quant à *l'épilepsie idiopathique*, elle est justiciable du traitement par les bromures, et surtout par le bromure de potassium, par la belladone, l'oxyde de zinc et un certain nombre de préparations que l'on trouvera énumérées au formulaire.

Pendant l'attaque, placer le malade à l'air frais et dans une position horizontale, le débarrasser de tous les liens qui peuvent le comprimer et surtout ceux du cou, l'éloigner des objets dangereux. Aspersion d'eau froide, inhalation de chloroforme. Eviter de mettre entre les dents des corps étrangers qui peuvent être l'origine d'accidents divers.

FORMULAIRE

Pilules belladonées (Trousseau).

Extrait de belladone . . . . ⎫
Poudre de belladone . . . . ⎬ āā 1 centigr.

Pour une pilule.

Une pilule tous les soirs, deux heures après un repas

très léger; augmenter d'une pilule tous les mois jusqu'à intolérance.

Teinture de belladone (Codex).

Une partie de feuilles de belladone pour 5 parties d'alcool à 60°.

Les enfants supportent les préparations de belladone bien mieux que celles d'opium. La dose n'a pas de limite exacte; on s'arrête lorsqu'on voit se produire les premiers phénomènes d'intoxication: dilatation des pupilles, sécheresse de la gorge, etc. Commencer chez les enfants de deux ans par 4 à 6 gouttes en 24 heures; à 3 ans, 5 à 15 gouttes; à 5 ans, 10 à 25 gouttes; à 10 ans, 20 à 40 gouttes. Diviser ces quantités en un certain nombre de doses; le mieux sera de mettre les gouttes dans de l'eau sucrée ou dans une potion que l'enfant prendra d'heure en heure, ou en 5 ou 6 fois suivant l'effet que l'on veut obtenir.

A partir de l'âge de dix ans, on voit la tolérance pour la belladone diminuer, et les doses que l'on peut donner à cet âge sont à peu près les mêmes que celles qui conviennent à un adulte.

L'atropine et l'hyoscyamine donnent aussi quelquefois de bons résultats.

Bromure de potassium.

Dosage : Enfants de trois ans, commencer par un gramme en 24 heures, et augmenter la dose jusqu'à ce

que l'on obtienne l'effet voulu. Chez les enfants plus
âgés, débuter par la même dose que l'on augmentera
graduellement.

Chez les enfants plus jeunes on donnera de 0,20
centigrammes à 1 gramme sans inconvénient.

Dans l'épilepsie, où le traitement doit être suivi
quelquefois pendant plusieurs années, on peut donner
le médicament quinze jours consécutifs, laisser le malade se reposer pendant une huitaine de jours, puis
recommencer par des doses un peu plus fortes que la
première fois.

On peut formuler le médicament en potion ; chez les
enfants qui le refusent, on pourra le dissimuler dans
du lait, du chocolat, de l'eau vineuse, de la soupe, etc.

Si la maladie n'est nullement modifiée par le bromure (ce qui, malheureusement, est encore très fréquent), il sera préférable de cesser cette médication
qui, donnée pendant longtemps à hautes doses, a souvent le grave inconvénient de détruire l'intelligence.

Sirop au bromure de potassium (Codex).

Bromure de potassium.	50
Eau distillée	50
Sirop d'écorce d'oranges amères	900

Un gramme par cuillerée à soupe.

Sirop polybromuré (Yvon).

Sirop renfermant du bromure de potassium, de sodium et d'ammonium.

Solution bromurée (Ball.).

Bromure d'ammonium . .	} àà 10 grammes.
Bromure de sodium . . .	
Eau distillée	300 —

A prendre par cuillerées à bouche dans une tasse de tisane de valériane. On commence par quatre cuillerées par jour et on peut aller jusqu'à huit ou dix si le traitement n'est pas suivi d'effet au bout de quelques jours.

La belladone et l'oxyde de zinc sont prescrits sous forme de pilules contenant 2 centigr. 1/2 d'extrait de belladone (chez des enfants très jeunes commencer par une dose moindre) et autant d'oxyde de zinc. Deux à quatre pilules par jour.

Sirop au bromure de calcium (Hammond).

Bromure de calcium. . . .	50 grammes.
Sp de lacto-phosphate de chaux	200 —

Une cuillerée à thé trois fois par jour. (Ne mettre que 25 grammes de bromure pour des enfants de 12 ans.)

Bromure de potassium et digitale (Duclos, de Tours).

Dans certains cas qui résistent à l'action du bromure de potassium seul, on se trouve bien de l'association du bromure de potassium avec la teinture de digitale. (Dr Henri Huchard.)

Oxyde de zinc et lactate de zinc (Herpin, de Genève).

1° De la naissance à un an, dose hebdomadaire initiale de 25 centigrammes, augmentation de 25 centigrammes par semaine jusqu'à 3 gr. 50, dose hebdomadaire maxima.

2° De un à dix ans, dose hebdomadaire initiale de 0,50 centigrammes. — Dose de un gramme pour la deuxième semaine, puis accroissement hebdomadaire de un gramme.

3° De dix à quinze ans, dose hebdomadaire de un gramme; accroissement hebdomadaire de un gramme.

Lactate de zinc	0,05 centigr.
Sucre	0,15 —

Pour une prise.

Augmenter la dose suivant l'âge, d'après le dosage indiqué précédemment.

Le *valérianate de zinc* peut être également employé contre l'épilepsie : on a cherché à utiliser également d'autres bromures (bromure de nickel, bromure de zinc), des alcaloïdes (atropine, hyoscyamine), la picrotoxine, le chanvre indien, la fève de Calabar et le curare, le sulfate de cuivre ammoniacal, le nitrite de sodium, mais les résultats ne sont pas assez positifs pour que je donne ici le formulaire détaillé de ces diverses substances.

§ 2. — Chorée ou Danse de Saint-Guy.

La chorée présente une double particularité :

1° Elle résiste à peu près à toutes les médications pendant sept à dix semaines environ ;

2° Au bout de ce temps elle guérit toujours spontanément.

Comme dans toutes les maladies où la médecine est impuissante, il y a abondance de remèdes ; les plus généralement employés sont : les bromures de potassium, de sodium, d'ammonium, l'arsenic (liqueur de Fowler, arséniate de soude, etc.), le chloral, le chloroforme, le tartre stibié, la strychnine, les bains sulfureux.

Wollner a le premier attiré l'attention sur les bons effets de l'antipyrine dans la chorée ; on peut prescrire ce médicament à la dose de 0,30 centigr. (8 ans), 0,50 (10 ans) à 1 gramme (16 ans) répétée trois fois dans les 24 heures.

Pour la simplicité de l'étude, je diviserai les chorées en chorées bénignes, chorées de moyenne intensité et chorées graves.

Dans tous les cas, on se rappellera les rapports qui existent entre le rhumatisme et la chorée, et l'on cherchera si l'état général ou l'état du cœur ne contre-indique pas formellement l'emploi de certaines médications (hydrothérapie, hydrate de chloral. etc.).

1° *Chorée bénigne.*

Les médicaments sont inutiles ; prescrire quelques bains sulfureux. Gymnastique méthodique ; entretenir autant que possible un bon état général ; éviter les aliments excitants.

2° *Chorée plus intense.*

Donner quelques calmants : tisane de valériane, de feuilles d'oranger ; emploi de l'oxyde de zinc, des bromures, du chloral, des préparations opiacées, de l'hyoscyamine.

En même temps tonifier le malade : quinquina, gentiane, houblon, quassia. Au moment des repas : fer, arsenic, noix vomique ou strychine (voyez le formulaire aux articles *Anémie, Tuberculose,* etc.).

Tous les jours un bain sulfureux ; un grand bain tiède si le malade est très agité ; les douches tempérées peuvent rendre des services.

3° *Chorée grave.*

Maintenir le malade dans un lit matelassé.

Prescrire des pulvérisations d'éther ou des ventouses sèches en grand nombre sur la colonne vertébrale.

Inhalations de chloroforme, hydrate de chloral à hautes doses en potion ou en lavement, tartre stibié pour entretenir un état nauséeux continuel, musc. Grands bains tièdes prolongés.

Médication par le tartre stibié.

Cette médication est plus nuisible qu'utile dans les cas de chorée bénigne ou d'intensité moyenne ; elle a en effet l'inconvénient de causer chez le malade une prostration considérable du système nerveux ; aussi faut-il la réserver pour les cas graves où l'agitation du malade est telle qu'elle constitue un danger immédiat en provoquant des excoriations et des blessures plus sérieuses ; si les autres moyens ont échoué on prescrira le tartre stibié en le donnant aux doses fixées par Gillette.

— Tartre stibié 0,20 centigrammes dans 100 grammes d'eau ; par cuillerée à soupe d'heure en heure ; s'il y a diarrhée ou vomissement, on éloigne les doses ; deuxième jour, 0,40 ; troisième jour, 0,60.

Puis on laisse reposer l'enfant pendant trois ou quatre jours, et l'on recommence une nouvelle série de traitement pendant trois jours avec 0,25 centigammes le premier jour, 0,50 le second, et 0,75 le troisième ; on attend encore deux ou quatre jours, et l'on recommence en portant les doses à 0,30, — 0,60. — 0,90.

Médication par l'hydrate de chloral (Bouchut).

M. Bouchut prescrit l'hydrate de chloral à la dose de 3 grammes par jour, et pendant le sommeil qu'il provoque ainsi, aucun mouvement choréique ne se produit. L'auteur affirme que quand on emploie de l'hydrate de chloral bien préparé, on peut en administrer aux enfants de douze à quinze ans des doses de 2 à 5 grammes, répétées pendant 10 et 15 jours de suite, sans qu'il se produise aucun effet fâcheux.

Pilules de Méglin (Codex).

Pilules de jusquiame et de valériane composées.

Extrait alcoolique de jusquiame.	5 grammes.	
— — valériane .	5	—
Oxyde de zinc sublimé	5	—

M. Faites 100 pilules. Une à trois pilules par jour, suivant l'âge de l'enfant et sa tolérance pour la jusquiame.

Pilules contre la chorée.

Extrait de jusquiame	2 grammes.	
Valérianate de fer	4	—

F. s. a. 40 pilules.

Chaque pilule renferme 5 centigrammes d'extrait de jusquiame et 10 centigrammes de valérianate de fer; une à trois par jour.

Liniment de Rosen (Codex).

Alcoolat de genièvre . . .	90 grammes.	
Essence de girofle. . . .		
Huile de muscade	} àà 5	—

Chrestien (de Montpellier) dit l'avoir prescrit avec beaucoup de succès dans la chorée; en frictions sur la colonne vertébrale, trois fois par jour, à la dose d'une cuillerée à café.

§ 3. — Convulsions. — Eclampsie infantile.

La cause réelle de l'éclampsie n'est pas encore connue ; parmi les causes prédisposantes on a signalé l'hérédité, les maladies débilitantes (hémorrhagies, diarrhée, syphilis, rachitisme, malaria, etc.). Les enfants nés de parents alcooliques ou névropathiques et les petites filles sont plus particulièrement *prédisposés*.

Les principales causes déterminantes sont : les *frayeurs*, les accès de colère, les excitations d'ordre réflexe telles que plaies, piqûres, *brulûres*, vésicatoires, *dentition*, *indigestion*, corps étrangers (calculs vésicaux, *constipation*, vers instestinaux), l'exposition à un froid excessif ou à une chaleur extrême. Les enfants allaités par une nourrice qui est soumise à de violentes émotions ou *qui abuse de boissons alcooliques* peuvent être frappés d'attaques d'éclampsie.

Celles-ci peuvent aussi apparaître au début des affections fébriles (*pneumonie, scarlatine,* rougeole, fièvre intermittente), ainsi que dans l'urémie et les états asphyxiques (*Albuminurie,* coqueluche, broncho-pneumonie, *croup,* agonie).

Elles peuvent être symptomatiques d'affections cérébrales (tubercules, tumeurs diverses) et leur pronostic dépend alors de la lésion principale.

Les convulsions qui apparaissent au commencement des affections fébriles (fluxion de poitrine, rougeole, etc.), ne sont pas graves et se terminent toujours par guérison, mais quand elles se développent chez les enfants affaiblis par une maladie antérieure (diarrhée cholériforme, coqueluche grave, etc.), le plus souvent la mort est avancée par cette complication.

L'asthme de Kopp peut être envisagé comme une convulsion portant sur le larynx et doit avoir le même traitement que l'éclampsie.

TRAITEMENT

Desserrer les vêtements et bien aérer la chambre où se trouve le malade; rechercher immédiatement et combattre la cause probable des convulsions; enlever tout ce qui peut gêner les fonctions de l'enfant ou blesser celui-ci (épingles, corsets trop serrés), panser avec soin toutes les plaies ou brûlures, rechercher s'il n'y a pas de rétention d'urine, de constipation, d'indigestion, de vers intestinaux.

Flagellation avec un linge imbibé d'eau froide, air frais; inhalation de chloroforme ou d'éther, sirop d'éther par petites cuillerées ou lavement au chloral, grands bains tièdes et prolongés (un quart d'heure à une demi-heure) à l'eau simple ou chargée d'un principe excitant (farine de moutarde). Il ne faut pas craindre que celle-ci excite encore davantage les centres nerveux, car il y a anesthésie de la surface cutanée.

Administrer suivant les cas un vomitif, un lavement purgatif, des anthelmintiques.

Outre le traitement des accès et celui de leurs causes, on cherchera à diminuer l'excitabilité de l'organisme par l'emploi des anesthésiques et antispasmodiques (hydrate de chloral, bromure de potassium, bains tièdes, musc, valériane, asa fœtida). Chez certains malades, l'emploi des sangsues est nettement indiqué.

Surveiller le régime alimentaire de la nourrice et de l'enfant.

FORMULAIRE

Dosage de l'hydrate de chloral.

Chez les nouveau-nés (5 à 20 centigr. en 24 heures).
Enfants de six mois à deux ans (15 à 80 centigr.).
Deux à six ans (0,25 à 1 gr. 50).
De sept à 12 (0,50 à 3 gr.).

Potion à l'hydrate de chloral.

Hydrate de chloral	0,10 à 2 gr.
Sirop de cerises	30 grammes.
Eau distillée de laitue . . .	30 —

En une ou plusieurs fois suivant l'âge de l'enfant.

Potion contre l'éclampsie.

Bromure de potassium . . .	2 grammes.
Eau de laurier-cerise . . .	10 —
Sirop d'éther	15 —
Sirop de fleurs d'oranger . .	15 —
Hydrolat de laitue	80 —

8 à 10 cuillerées à café par jour.

Autre (J. Simon) :

Bromure de potassium	1 à 2 grammes.
Musc.	de 0,05 à 0,10 cent.
Sirop de codéine	5 grammes.
Sirop de fleurs d'oranger . .	30 —
Hydrolat de tilleul	100 —

Mêlez. Par cuillerée à un enfant de deux ans atteint de convulsions. On commence avant tout par administrer, en lavement, un verre et demi d'eau tiède additionnée d'une cuillerée à dessert de sel, ou de trois à quatre cuillerées à bouche d'huile à manger, ou bien encore de glycérine ou de miel. Si la bouche peut s'ouvrir, on débarrasse l'estomac à l'aide d'un vomitif.

Mixture contre les convulsions.

Teinture de musc	2 grammes.
Teinture de castoreum	2 —
Éther sulfurique.	2 —
Élixir parégorique	0,50 centigr.

Six gouttes d'heure en heure dans une cuillerée à café d'eau sucrée ou de lait ; espacer davantage les doses si l'enfant est assoupi et si les crises sont moins fréquentes.

Potion antispasmodique.

Teinture de musc.	1 gramme.
— de datura stramonium	X gouttes.
Eau distillée de laurier-cerise .	8 grammes.
Sirop d'éther	15 —
Sirop de codéine	5 —
Eau distillée de laitue . . .	100 —

Par cuillerée à entremets de demi-heure en demi-heure pendant les crises. — L'eau distillée de laurier-cerise enlève au musc son odeur sans détruire ses propriétés.

Lavement.

Asa fœtida	1 gramme.
Jaune d'œuf	N° 1.
Eau	Q. s.

Pour un lavement d'enfant.

Mélange antispasmodique (Blache).

Oxyde de zinc.	4 grammes.	
Calomel à la vapeur	2	—
Valériane pulv.	2	—

Mêlez et divisez en 35 prises ; 2 prises par jour ; une le matin à jeun et l'autre avant le dîner, dans les maladies épileptiformes des enfants.

§ 4. — Terreurs nocturnes.

Le plus souvent les terreurs nocturnes sont liées à des troubles gastriques ; on peut les voir survenir chez des enfants qui ont des vers intestinaux, de la constipation habituelle ou de la dyspepsie ; les enfants gros mangeurs sont plus particulièrement prédisposés à cet accident.

Faciliter les digestions par un traitement approprié (voir l'article *Dyspepsie*), et par une nourriture choisie ;

on surveillera surtout l'enfant au dîner et on l'empêchera de faire un repas trop copieux ou composé d'aliments de digestion difficile.

Ne pas le mettre au lit immédiatement après le repas ; ne pas lui raconter des histoires absurdes qui peuvent l'effrayer et faire travailler son imagination.

Éclairer la chambre ; en cas de terreurs, rassurer l'enfant par des caresses et des paroles d'encouragement. Rechercher s'il n'y a pas d'indigestion ; au besoin, vomitifs.

Si les terreurs reprennent plusieurs nuits de suite, donner le soir quelques cuillerées d'une potion calmante (bromure de potassium, teinture de jusquiame, chloral, etc.).

Potion contre les terreurs nocturnes.

Bromure de potassium.	2 grammes.
Teinture de jusquiame	VI à X gouttes.
Sirop de fleurs d'oranger. . .	30 grammes.
Eau distillée de laitue. . . .	60 —

Par cuillerée à dessert d'heure en heure. dans la soirée, chez un enfant de 2 à 4 ans.

Potion à l'uréthane.

Hydrolat de tilleul.	40 grammes.
Sirop de fleurs d'oranger. . .	20 —
Uréthane	0,50 centigr.

Par cuillerée à soupe d'heure en heure chez un enfant de 3 à 4 ans. (D'après la formule de M. le docteur Henri Huchard.)

MALADIES DU TISSU CELLULO-ADIPEUX

—

Sclérème des enfants nouveau-nés.

Un enfant nouveau-né qui, par suite d'alimentation insuffisante, d'inanition ou du froid, perd la température propre à l'être vivant pour prendre graduellement celle du milieu ambiant, peut être atteint de cette affection caractérisée par un endurcissement de la peau et du tissu adipeux, avec infiltration plus ou moins prononcée de sérosité dans le tissu cellulaire. Comme chez tout individu dont la peau ne fonctionne pas, il ne tarde pas à se produire un collapsus pulmonaire qui entraîne rapidement la mort.

Traitement. — Donner le lait d'une bonne nourrice ; alimenter à la cuiller si l'enfant n'a pas la force de téter.

Potion stimulante au sirop d'éther avec eau de menthe, eau de mélisse, eau de cannelle, eau d'anis étoilé, additionnée de bonne eau-de-vie ou de vin de Grenache, de Malaga, de Porto (une cuillerée à café par 60 grammes de véhicule).

Avoir soin de donner ces liquides à la température

de 35° à 37° ; on ne doit jamais donner à boire froid à l'enfant qui n'a déjà que trop de tendance à se refroidir.

A l'extérieur, frictions excitantes avec de la laine chaude imbibée d'huile camphrée, de liniments avec essence de romarin, de lavande, de teinture de cantharide ; deux fois par jour, bains au vin chaud, à l'eau additionnée de farine de moutarde, bains de vapeur ; enveloppement de sable chaud, d'ouate et surtout de lainage. Les massages seraient très utiles (Legroux).

Maintenir la chambre à une température sèche et élevée.

CHAPITRE 1er

FIÈVRES ÉRUPTIVES

§ 1. — Roséole, Rubéole, Varicelle.

Ces trois fièvres éruptives bien distinctes les unes des autres peuvent être rangées dans une même catégorie, au point de vue thérapeutique.

Toutes trois ont une bénignité extrême; lors de leur apparition on se contentera de maintenir l'enfant à la chambre; lui donner une nourriture très légère, et une tisane anodine quelconque dans le cas où il y aurait un peu de fièvre; après la disparition de l'éruption, s'il existe de l'embarras gastrique prescrire un purgatif.

§ 2. — Scarlatine et rougeole.

Prophylaxie. — Isolement rigoureux, surtout lorsque l'épidémie revêt un mauvais caractère. La belladone qui avait été préconisée comme médicament prophylactique de la scarlatine, paraît n'avoir aucune propriété de ce genre.

Traitement : Dans les cas légers de rougeole ou de scarlatine, se borner à maintenir l'enfant dans une chambre bien aérée, à la température de 15° à 18° centigrades, prescrire quelques boissons chaudes et ne pas laisser l'enfant sortir avant quelques semaines de crainte de complications de bronchite ou d'anasarque.

Si l'éruption se fait mal ou disparaît brusquement, on cherchera à la provoquer par un bain de vapeur ou l'enveloppement dans un drap sinapisé ; en même temps on administrera l'acétate d'ammoniaque à l'intérieur (voir la formule p. 318).

Complications particulières à la rougeole.

La bronchite, la bronchio-pneumonie sont les principales complications de la rougeole ; tantôt elles emportent rapidement le malade, tantôt elles traînent en longueur et la mort survient plusieurs mois après, par suite des progrès de la phthisie pulmonaire ; cette complication guérit cependant assez souvent chez les enfants non prédisposés à la tuberculose.

La gangrène pulmonaire s'observe aussi quelquefois dans le cours de cette affection.

La bronchite morbilleuse sera traitée par les stimulants, les toniques (voir le formulaire, p. 234 et 258) ; on s'abstiendra d'user d'une médication contro-stimulante qui peut affaiblir le malade et des vésicatoires qui deviennent quelquefois le point de départ d'ulcérations phagédéniques qui résistent longtemps au traitement.

Les otites purulentes, les conjonctivites, les éruptions impétigineuses, les manifestations tuberculeuses qui apparaissent pendant la convalescence de la rougeole seront traitées par les moyens ordinaires.

Dans les formes adynamiques se compliquant de collapsus pulmonaire, on agira sur l'état des poumons par des révulsifs ne pouvant pas causer d'ulcérations (sinapismes, ventouses sèches).

Complications particulières à la scarlatine.

Contre l'angine, on peut prescrire un des gargarismes ou collutoires formulés à l'article *Angine inflammatoire*. En cas d'épidémie diphthérique, on isolera rigoureusement le malade et l'on fera trois fois par jour, dans la chambre, des pulvérisations antiseptiques.

Contre les troubles nerveux : musc, carbonate d'ammoniaque, chloroforme, bromures.

Si l'hyperthermie se prolonge, alcooliques, sulfate de quinine, salycylate de soude, antipyrine, bains tièdes refroidis progressivement.

Pendant la convalescence, onctions avec un corps gras, axonge, cold-cream, glycérine.

Une complication fréquente et souvent sérieuse de la scarlatine est la néphrite ; on la traitera au début par les ventouses sèches, et même par les ventouses scarifiées, si le malade n'est pas trop affaibli ; les diurétiques pourront avoir quelque utilité. Contre l'anasarque on ordonnera le régime lacté, les frictions chaudes, les bains de vapeur et les médicaments diaphorétiques (jaborandi, infusions très chaudes aromatiques, injections sous-cutanées de chlorhydrate de pilocarpine).

Potions pour provoquer l'éruption.

Carbonate d'ammoniaque . .	1 à 2 gr.	
Sirop de menthe	30 grammes.	
Rhum.	20	—
Eau distillée de mélisse . . .	100	—

Autre :

Acétate d'ammoniaque liquide.	8 grammes.	
Sirop de fleurs d'oranger . .	30	—
Infusion de sureau	90	—

Autre :

Liqueur ammoniacale anisée .	2 grammes.	
Sirop d'éther	20	—
Sirop de menthe	30	—
Décoction de gaïac (6 p. 100) .	100	—

Liqueur ammoniacale anisée (Ph. germ.).

Alcool	96 grammes.	
Essence d'anis	3	—
Ammoniaque pure	24	—

3 à 4 gouttes, dans les 24 heures, dans un verre d'eau.

§ 3. — Variole et varioloïde.

Dans le cas de variole hémorrhagique, on prescrira le perchlorure de fer, l'ergot de seigle, les astringents et les boissons acides.

Pour éviter les cicatrices, on a proposé les cautérisations des pustules avec le nitrate d'argent, les applications d'onguent mercuriel ou d'emplâtre de Vigo, le maintien du malade dans l'obscurité.

Si l'éruption confluente a donné lieu à une suppuration abondante et fétide, on peut faire des lotions tièdes avec une solution d'acide borique ou salicylique; en aucun cas, on ne devra employer des remèdes qui forment une cuirasse imperméable et peuvent ainsi provoquer une résorption du contenu des pustules varioliques et la mort du malade par pyohémie.

Contre les pustules conjonctivales ou cornéennes, on prescrira les lotions tièdes d'eau boriquée, les infusions de houblon ou de fleurs de camomille; on cautérisera au nitrate d'argent les pustules situées près ou sur la cornée et l'on instillera une quantité suffisante de collyre à l'atropine (2 centigram. pour 10 grammes d'eau distillée), pour maintenir la dilatation pupillaire, au premier signe d'inflammation de l'iris.

Potion stimulante.

Liqueur d'Hoffmann	2 grammes.
Rhum	20 —
Sirop de polygala.	20 —
Sirop de fleurs d'oranger . .	10 —
Eau distillée de tilleul . . .	100 —

Si l'éruption est difficile, — ou l'une des formules indiquées à l'article *Scarlatine et rougeole*.

Traitement de la variole (Du Castel).

Ce traitement consiste à prescrire de l'éther et de l'opium à hautes doses ; aussi est-il désigné généralement sous le nom de traitement éthéré-opiacé.

M. Du Castel fait, chez l'adulte, des injections sous-cutanées d'éther (une pleine seringue de Pravaz, matin et soir), et administre 10 à 20 centigrammes d'extrait thébaïque dans les vingt-quatre heures. Cette médication a donné de bons résultats ; on pourrait l'essayer chez l'enfant et réduire la dose d'éther et d'opium.

Pommade contre les ulcérations varioleuses (N. Guéneau de Mussy).

Acide tannique.	2 grammes.
Oxyde de zinc.	2 —
Calomel	0,25 centigr.
Extrait thébaïque.	0,10 —
Cérat	30 grammes.

F. s. a. Une pommade. — Avant de faire les onctions, on lave la partie malade avec de l'eau additionnée de teinture de benjoin.

Pâte contre les cicatrices de la variole (Schwimmer).

Acide phénique	4 à 5 grammes.
Huile d'olive	40 —
Craie lavée en poudre . . .	60 —

Pour une pâte molle.

On peut remplacer les 4 grammes d'acide phénique

par 2 grammes de thymol. Enduire de cette préparation un masque de toile de lin pourvu d'ouvertures pour la bouche, les yeux et les narines ; appliquer sur la figure des varioleux dès le début de la période éruptive et changer toutes les deux heures.

CHAPITRE II

FIÈVRE TYPHOÏDE

Dans bien des cas, l'expectation est autorisée ; il est rare que la fièvre typhoïde chez l'enfant donne lieu à des phénomènes graves ; le plus souvent elle prend les allures de la typhoïdette (Brouardel).

On se contentera, dans les fièvres légères, de surveiller le régime du petit malade qui ne devra prendre aucun aliment solide et ne sera nourri que de lait coupé, de bouillon de bœuf ou de poulet et d'eau vineuse. Du sulfate de quinine, quelques purgatifs salins à petites doses tous les trois à quatre jours seront des adjuvants souvent utiles ; le malade doit être examiné au moins deux fois par jour et le médecin agira énergiquement à l'apparition d'une des nombreuses complications que l'on voit surgir fréquemment, même dans les cas qui paraissent sans gravité.

FORMULAIRE

1° *Boissons*.

Limonade vineuse (H. P.).

Vin rouge	250 grammes.
Sirop tartrique.	60 —
Eau	700 —

Limonade commune.

Citrons	N° 2.
Sucre	50 grammes.
Eau froide	1000 grammes.

Limonade salicylique (N. Guéneau de Mussy).

Acide salicylique	0,50 centigr.
Sirop de limons	50 grammes.
Eau	1000 —

En boisson, lorsque les selles sont très fétides.

2° *Médication contre la diarrhée*.

On peut employer contre la diarrhée exagérée le sous-nitrate de bismuth ou le salicylate de bismuth (1 à 2 grammes par jour chez les jeunes enfants).

Trois à quatre gouttes de laudanum (suivant l'âge de l'enfant) modèreront aussi le flux intestinal. Ce laudanum sera donné en lavement avec 40 à 50 grammes d'eau amidonnée.

Chaque lavement laudanisé sera précédé d'un grand lavement d'infusion de fleurs de camomille (un à deux grands verres).

Si le malade expulse très fréquemment une petite quantité de matières fécales, on fera bien de donner matin et soir un lavement de 200 à 300 grammes d'eau de guimauve ou de camomille. Ces grands lavements videront en une seule fois le bout inférieur du gros intestin et du rectum, et rendront par là les garde-robes moins fréquentes; on évitera ainsi de fatiguer l'enfant qu'affaiblissent des nettoyages répétés. (J. Simon, t. II, p. 38.)

Je me suis servi dans le même but des lavements à l'eucalyptus globulus (10 gr. pour 500 gr. d'eau), qui m'ont paru désinfecter notablement les selles ordinairement si fétides.

De la naphtaline (Rossbach.)

On peut la prescrire chez les enfants du premier âge à la dose de 0,10 centigrammes toutes les deux heures; la naphtaline très pure ne provoque jamais d'accident, même lorsqu'on l'emploie à de très fortes doses.

Naphtaline	ǟ 2 à 4 grammes.
Sucre blanc	
Essence de bergamote. . .	0,03 centigr.

Pulv. s. a. et divisez en 20 paquets.

On peut également donner la naphtaline en lavement, dans un véhicule légèrement mucilagineux pour la tenir en suspension, car elle est insoluble.

Les résultats sont d'autant plus remarquables que l'on a commencé plus tôt la médication.

La naphtaline donne également d'excellents résultats dans les cas de diarrhée infantile produits par des agents putrides ou infectieux.

Le naphtol (Bouchard) est encore supérieur à la naphtaline.

La *poudre de charbon* avait également été proposée pour désinfecter l'intestin; on devrait l'employer à assez fortes doses pour obtenir un résultat favorable.

M. Huchard a préconisé le salicylate de magnésie qui est un excellent antiseptique intestinal dans la fièvre typhoïde.

Lavements à l'hyposulfite de soude.

Hyposulfite de soude . . . 2 à 5 grammes.
Eau . . . . 100 —

Pour un lavement. — Matin et soir.

On peut prescrire aussi les lavements à l'hypochlorite de soude (1 à 5 pour 200), à la créosote (1 à 5 gouttes), à l'acide phénique (0,10 à 0,30 centigr.). Ce dernier agent sera employé avec les plus grandes précautions, surtout chez les enfants chez lesquels se manifestent très facilement des phénomènes d'intoxication par l'acide phénique. On n'oubliera pas d'ailleurs que les lavements sont bien moins utiles par les médicaments qu'ils contiennent que par les lavages de l'intestin qu'on obtient par leur emploi.

3° *Hyperthermie.*

L'antipyrine, les sels de quinine (sulfate, arséniate,

salicylate, etc.), les bains et les lotions peuvent être prescrits contre une élévation exagérée et persistante de la température.

Bains.

Les très jeunes enfants supportent mal l'eau froide qui produit chez eux un abaissement trop brusque de la température ; on réservera donc l'emploi des bains froids pour les enfants du troisième âge. Dans la majorité des cas, les lotions suffiront à remplir les indications fournies par l'hyperthermie.

Lotions vinaigrées (Jaccoud.)

Dès que la température atteint 39°, M. le professeur Jaccoud commence les lotions froides, au nombre de deux par jour, si la température du soir ne dépasse pas 39°,5 ; au nombre de trois, si cette limite est franchie. Enfin, on pratique quatre lotions si la température se maintient autour de 40°. Le liquide dont il se sert est le vinaigre aromatique pur, qui procure une réfrigération plus marquée et plus durable que l'eau. On l'emploie à la température de la chambre, dans la saison froide ; et dans la saison chaude, il doit être conservé dans un lieu frais. — Pour pratiquer ces lotions on glisse sous le malade complètement nu, une grande couverture de laine, sur laquelle a été placée une toile cirée. Avec une grosse éponge, bien imbibée de vinaigre, on fait une lotion rapide sur la totalité du corps, en exprimant graduellement le liquide, qu'on renouvelle au fur et à mesure. La toile cirée est ensuite enlevée par glissement, et le patient est enveloppé dans la couverture de laine, où il reste jusqu'à ce qu'il soit complètement séché. L'opération doit durer en moyenne deux minutes. (Formul. Gallois.)

Antipyrine.

L'antipyrine se donne à la dose de 10, 15, 25 centigrammes (D⁰ˢ Laure, de Lyon ; Moncorvo). On peut la prescrire en cachet ou en potion. On ne dépassera pas la dose de 20 à 25 centigrammes chez un enfant de quatre ans, 25 à 50 chez un enfant de sept ans (en 24 heures).

Potion à l'antipyrine (Audhoui.)

Hydrolat de menthe	
Hydr. de fleurs d'oranger	àà 60 grammes.
Antipyrine	0,10 à 0,50 cent.
Sirop de sucre	30 grammes.

Si les urines devenaient rares, si les sueurs profuses, la soif, l'exanthème ou quelque autre contre-indication se présentaient, le traitement serait suspendu et repris après un intervalle de deux ou trois jours.

4° *Ataxie.*

Musc, bromures de camphre, de potassium, hydrate de chloral, camphre, lotions.

Potion calmante.

Bromure de potassium	1 gramme.
Sirop de fleurs d'oranger	30 —

Eau distillée de laurier-cerise . 10 grammes.
Eau distillée . . . . 90 —

Par cuillerée à dessert d'heure en heure chez un enfant de trois ans.

Autre :

Teinture de musc. . . . . . 3 grammes.
Sirop diacode . . . . . . : 20 —
Eau distillée de tilleul . . . 100 —

Trois grammes de teinture de musc du Codex renferment 0,30 centigrammes de musc ; cette dose sera prescrite à un enfant de trois ans Ce médicament, très infidèle, est facilement décomposé par un grand nombre de substances ; on évitera de le mêler avec des composés cyaniques (sirop d'orgeat, eau de laurier-cerise, etc.), avec de l'ergot de seigle, du kermès, du quinquina qui lui font perdre une partie de ses propriétés.

On n'oubliera pas non plus que le musc est fort cher (6 francs le gramme), et, précisément à cause de cela, très souvent falsifié. Je conseille donc aux praticiens de ne prescrire ce médicament que dans le cas de phénomènes ataxiques qui auraient résisté aux autres moyens de traitement ; le médecin devra s'assurer de la pureté du produit qu'il prescrira dans une formule très simple afin d'éviter les décompositions.

On se heurte en outre à une autre difficulté ; l'odeur très forte du musc déplaît aux malades qui refusent le médicament ; dans ce dernier cas, on peut ordonner un des lavements :

Musc . . . .   0,50 centigr.
Jaune d'œuf. 1/2
Décorté de graine de lin. . . .   100 grammes.

(Bouchardat.)

Autre :

Musc. . . . .   0,25 à 2 gr.
Camphre. . . . .   0,25 à 1 gr.
Jaune d'œuf . . . .   N° 1.
Infusé de valériane . . . . .   100 grammes.

5° *Adynamie.*

Café, quinquina, strychnine, vins d'Espagne. — Perchlorure de fer (J. Simon). 1 à 2 gouttes toutes les deux heures.

Décoction de quinquina.

Quinquina jaune concassé . . .   20 grammes.

Faire bouillir dans 500 grammes d'eau jusqu'à réduction à 250 grammes. Ajouter deux cuillerées d'eau-de-vie et du sucre, à la volonté du malade.

Une grande cuillerée toutes les deux ou trois heures.

Potion tonique (Codex).

Sirop de quinquina . . . . .   25 grammes.
Alcoolat de mélisse composé .   5   —
Eau de menthe.   50   —
Eau.   00   —

Autre (Chomel) :

Potion gommeuse. . . . . .   150 grammes.
Extrait mou de quinquina gris   5   —

Potion tonique (Jaccoud).

Vin rouge	60 grammes.
Teinture de cannelle	4 —
Extrait de quinquina	2 —
Cognac vieux	20 à 30 gr.
Sirop d'écorces d'oranges	20 grammes.

Par cuillerée dans les 24 heures.

Potion stimulante.

Vin de Grenache	45 grammes.
Eau distillée	45 —
Sirop capillaire	30 —
Teinture de vanille	5 —
Teinture de quinquina	5 —

Contre le météorisme qui apparaît dans les cas d'adynamie :

Lavements d'eau de camomille ; huile de camomille camphrée sur le ventre ; à l'intérieur : toniques et stimulants.

La congestion pulmonaire adynamique ou *pneumonie hypostatique* sera traitée par les moyens précédents ; on appliquera en outre un grand nombre de ventouses sèches sur les parois thoraciques ou des cataplasmes sinapisés. Les expectorants habituels (kermès, tartre stibié) sont plus nuisibles qu'utiles ; on n'emploiera que les toniques, les stimulants diffusibles (quinquina, aromatiques, carbonate d'ammoniaque, noix vomique et son alcaloïde). Exemples :

Potion.

Benzoate d'ammoniaque. . .	0,10 à 0,50 cent.
Sirop de polygala.	15 grammes.
Sirop de capillaire	15 —
Eau dist. de fleurs d'oranger .	10 —
Eau distillée de tilleul . . .	80 —

Autre :

Teinture de noix vomique .	V à X gouttes.
Rhum	20 grammes.
Sirop de quinquina	30 —
Infusion d'hysope	100 —

Par cuillerée d'heure en heure.

Les hémorrhagies et les perforations intestinales sont rares chez l'enfant ; on emploiera contre ces accidents la glace, les astringents (perchlorure de fer, ratanhia), l'ergot de seigle, l'opium, etc.

L'ergotine Bonjean ou extrait aqueux de seigle ergoté se prescrira chez des enfants de 8 à 10 ans, à la dose de 0,15 à 0, 50 centigrammes, dans une potion ou en pilules.

CHAPITRE III

MALADIES TELLURIQUES

§ 1. — Fièvre intermittente. Malaria.

La fièvre intermittente n'est pas rare chez les jeunes enfants ; elle se présente souvent chez eux sous des

formes larvées et revêt parfois un caractère pernicieux.

Accès pernicieux. — Sels de quinine à hautes doses,
injections sous-cutanées de quinine.

Fièvre intermittente ordinaire et formes larvées. — Quinine, arsenic, eucalyptus, salicine.

Cachexie paludéenne. — Quinine, quinquina, arsenic,
toniques, ferrugineux, hydrothérapie, bains de mer ou
sulfureux. Dans tous les cas changer l'enfant d'air et le
mettre dans un pays à l'abri des miasmes telluriques.

Dosage et mode d'administration du sulfate de quinine.

Avant un an : 5 à 0,15 centigrammes.

De un an à deux ans : 10 à 20 centigrammes.

De deux ans à trois ans : 15 à 25 centigrammes.

De trois à quatre ans : 20 à 30 centigrammes.

De quatre à sept : 25 à 40 centigrammes.

Sept ans à l'âge adulte : 30 à 60, 80 centigrammes,
1 gramme et au-dessus.

Dans les cas de fièvres pernicieuses, ces doses devront
être augmentées. Chez les très jeunes enfants, on fera
prendre le médicament dans des lavements laudanisés
(1 à 2 gouttes de laudanum dans 45 à 60 grammes
d'eau); les frictions ne donnent aucun résultat sérieux,
(J. Simon.)

Sels de quinine.

RICHESSE EN QUININE ET SOLUBILITÉ, d'après M. P. Yvon.

1 gramme.	Soluble dans	Contient
Sulfate de quinine médicinal	740 gr. d'eau	71 0/0 de quinine 4 à 5 0/0 de cin- chonidine.
Sulfate de quinine pur . .	755 gr.	74,31 0/0 quinine
Bi-sulfate de quinine ou sul- fate neutre.	10 gr.	50,12 0/0.
Chlorhydrate de quinine .	25 gr.	81,71 0/0.
Bromhydrate de quinine .	60 gr. eau froide	76,60 0/0.
Valérianate de quinine . .	110 gr.	76,06 0/0.
Salicylate de quinine. . .	900 gr.	68,70 0/0.
Lactate de quinine . . .	3 gr. eau froide	78,26 0/0.

Ce tableau montre que le chlorhydrate de quinine est le sel le plus riche en quinine, et le lactate le plus soluble ; le premier pourrait être préféré pour la médication par la voie stomacale, le second pour les injections hypodermiques. L'arséniate, le sulfo-phénate et l'hydroferrocyanate de quinine peuvent être également utilisés.

Le sulfate de quinine, à cause de son amertume, présente d'assez grandes difficultés d'administration ; si l'on ne peut le faire prendre en solution (qui est le meilleur mode de préparation), on essaiera de le donner mêlé à des confitures, enrobé dans du pain à chanter ou un cachet Limousin.

J. Simon conseille de prescrire le sulfate de quinine en petites pilules d'un centigramme, argentées et noyées dans des confitures de groseilles. On en donne

10, 12, 15 à la fois suivant l'âge et la maladie de l'enfant. C'est un mode d'administration qui réussit assez souvent dans des cas où l'on a échoué en voulant employer la poudre ou les solutions.

Pilules de sulfate de quinine.

Sulfate de quinine . . . . . Un centigr.
Miel . . . . q. s.

Pour une pilule, que l'on argentera.

Employer chez les jeunes enfants qui refusent le médicament dans du café ou du sirop.

Sirop de sulfate de quinine.

Sulfate de quinine . . . . . 0,50 centigr.
Acide tartrique . . . . . . 0,30 —
Sirop simple . . . . 60 grammes.

Chaque cuillerée à café de ce sirop contient 5 centigrammes de quinine. Une, deux, trois cuillerées à café dans une petite quantité de café noir.

Le sulfate de quinine n'étant soluble qu'à l'état de bisulfate, il faudra toujours ajouter une certaine quantité d'acide (l'acide sulfurique alcoolisé ou eau de Rabel et l'acide tartrique sont les plus employés pour cet usage), toutes les fois qu'on le mettra en solution ou en sirop.

Autre :

Sirop de quinquina au Grenache   60 grammes.
Sulfate de quinine . . . . . . 0,50 centigr.
Eau de Rabel . . . . q. s.

10.

Une cuillerée à café de ce sirop renferme 5 centigrammes de sulfate de quinine.

Lavement au sulfate de quinine.

Infusion d'eucalyptus, 5 p. 100. 100 à 150 gr.
Sulfate de quinine . . . . . q. v.
Eau de Rabel . . . . . . q. s.
Laudanum de Sydenham . . 1 à III gouttes.

F. s. a. un lavement.

Le sulfate de quinine donné par la voie rectale doit être à dose double de celle prise par la bouche ou par la voie hypodermique.

Suppositoires au sulfate de quinine.

Beurre de cacao . . . . . 2 grammes.
Sulfate de quinine acidifié . . 0,20 centigr.

La quantité de quinine peut être augmentée si cela est nécessaire.

Solution pour injections sous-cutanées (Boille, Dardenne)

Bromhydrate de quinine . . 1 grammes.
Eau distillée . . . . . . 10 —
Acide sulfurique dilué . . . X gouttes.

10 gouttes de cette solution représentent 5 centigrammes de bromhydrate de quinine, sel qui s'emploie aux mêmes doses que le sulfate.

En cas d'urgence, on peut se servir de sulfate de quinine, moins soluble que le bromhydrate; on le mettra en solution au vingtième.

Les formules précédentes suffiront dans la généralité

des cas de fièvres intermittentes; si celles-ci sont tenaces ou rebelles au sulfate de quinine, si elles ont provoqué une cachexie qui nécessite un traitement pendant plusieurs mois, les préparations de quinium, de quinquina jaune, de quinine brute, de cinchonidine, d'arsenic, rendront de grands services.

Vin de de quinium (Labarraque).

```
Vin blanc généreux  . . . . .    1 litre.
Quinium. . . . . . . . . . .    4 gr. 50
Alcool  . . . . . . . . . .   50 grammes.
```

Un verre à liqueur deux ou trois fois par jour, au moment des repas. — Ne pas le prescrire pour les jeunes enfants. Le couper d'eau par moitié pour les enfants de 4 à 10 ans.

Vin de quinquina (Codex).

```
Quinquina gris.    . . . . .    50 grammes.
Alcool à 60°, . . . . . . .   100      —
Vin rouge  . . . . . . . .  1000      —
```

Versez l'alcool sur le quinquina concassé, laissez en contact 24 heures, ajoutez le vin, faites macérer 10 jours en agitant fréquemment; exprimez, filtrez.

Pour le dosage, mêmes remarques que pour le vin de quinium.

Si l'on veut préparer du vin de quinquina jaune ou rouge, on ne mettra que 25 grammes de quinquina par litre de vin.

Vin de quinquina aux vins de Grenache, Madère, Malaga, Xérès, etc.

Mêmes doses de quinquina, mais supprimez l'alcool.

Vin de quinquina composé (Codex).

Quinquina calisaya 100
Écorces d'oranges amères. 10
Fleurs de camomille 10
Alcool à 80° 100
Vin blanc généreux. 900

Sirop de quinquina au vin (Codex).

Extrait mou de quinquina calisaya. . . 10
Vin de Grenache 130
Sucre blanc 560

F. dissoudre l'extrait dans le vin, filtrez. Ajoutez le sucre et faites un sirop par solution au bain-marie fermé. Passez le sirop refroidi.

A partir de dix-huit mois, par cuillerée à café, à entremets ou à soupe, une ou plusieurs fois par jour.

Sirop de quinquina (Codex).

Quinquina calisaya en poudre demi-fine   100
Alcool à 3° 1000
Eau . . . . q. s.
Sucre. 1000

Faites suivant les prescriptions du Codex de façon à obtenir 1825 de sirop. Deux ou trois cuillerées par jour.

Électuaire fébrifuge.

Poudre de quinquina jaune 10
Poudre de café cru. 5
Sous-carbonate de fer. 4
Sirop de quinquina. . . . . q. s.

Pour faire un électuaire.

2 à 5 grammes, deux fois par jour.

Teinture de quinquina arsénicale.

Teinture de quinquina jaune .	5 grammes.	
Teinture de gentiane. . . .	3	—
Liqueur de Fowler	2	—

5 à 10, 15 gouttes au plus par jour, en deux ou trois fois. (Une goutte de liqueur de Fowler par 5 gouttes du mélange.)

CHAPITRE IV

MALADIES VIRULENTES, INFECTIEUSES ET A CAUSES MAL DÉFINIES.

§ 1. — Syphilis.

Si la mère est syphilitique, l'enfant doit être nourri par la mère, ou, à son défaut, élevé au biberon. Un enfant présentant des accidents syphilitiques, ne devra pas être confié à une nourrice, à moins que celle-ci ne soit elle-même contaminée. Les médicaments à employer dans le cas de syphilis congénitale sont la liqueur de Van Swieten, les sirops d'iodure de potassium et de mercure, et les frictions mercurielles.

Liqueur de Van Swieten (Codex).

Deutochlorure de mercure.	1
Eau distillée	000
Alcool à 80°	100

Dissolvez le sel dans l'alcool; ajoutez l'eau, mêlez. Un gramme (20 gouttes) renferme 1 milligramme de bichlorure. Les enfants supportent bien l'usage du mercure ; on voit très rarement chez eux se produire la salivation.

Dosage : de la naissance à un an, 20 gouttes, 30 au plus; à deux ans, de 40 à 60 gouttes (2 à 3 milligrammes); de trois à sept ans, 3 à 5 milligrammes ; de sept à dix ans, 5 milligrammes (une cuillerée à café); de dix à quinze ans, 1 à 2 centigrammes (deux à quatre cuillerées à café).

Les quantités ci-dessus indiquées ne doivent pas être données en une seule fois, mais divisées en quatre doses (J. Simon). Le meilleur véhicule est le lait; on continue le traitement pendant plusieurs mois en augmentant et diminuant alternativement les doses.

On peut faire en même temps, deux fois par jour, des frictions à l'onguent napolitain, tour à tour au niveau des aisselles, des plis de l'aine ou des jarrets. (On prendra pour chaque friction 2 grammes d'onguent.)

Onguent napolitain *(Onguent mercuriel double)*. (Codex.)

Mercure	500
Axonge benzoïnée	460
Cire blanche	40

Pommade mercurielle faible *(Onguent gris)*. (Codex.)

Pommade mercurielle	100
Axonge benzoïnée	300

Si le sublimé paraît fatiguer les voies digestives, on en suspendra l'usage pendant quelque temps pour ne faire que des frictions ; on traitera les vomissements, la diarrhée et l'on reviendra au sublimé à l'intérieur aussitôt que ces complications auront disparu. Il ne faut pas oublier cependant que dans certains cas, la diarrhée des syphilitiques tient à une localisation de l'affectation sur le tube intestinal, et qu'alors le meilleur traitement de cette diarrhée est l'administration du mercure à l'intérieur.

Quand les accidents paraissent se rattacher à la période tertiaire, on donne le sirop de Gibert ou le sirop suivant :

Sirop antisyphilitique tertiaire.

Bi-iodure d'hydrargyre . . .	0 gr. 025 milligr.
Iodure de potassium	1 gr. 25 centigr.
Alcoolat de mélisse	5 grammes.
Sirop de quinquina	175 —

Une cuillerée à café en trois ou quatre fois dans la journée chez les enfants de quelques mois. A un an, deux cuillerées à café ; à deux ans, trois à cinq cuillerées à café.

Ce sirop, dont la formule est facile à retenir, est d'un dosage plus pratique que le sirop de Gibert dans la première enfance ; chaque cuillerée à café renferme 8 décimilligrammes de bi-iodure d'hydrargyre et 4 centigrammes d'iodure de potassium.

Sirop de Gibert.

Bi-iodure de mercure	1
Iodure de potassium	50
Eau distillée.	50
Sirop de sucre	2400

La cuillerée à bouche représente environ 0,01 de bi-iodure de mercure et 0,5 d'iodure de potassium.

Dose chez l'adulte : 25 à 30 grammes par jour.

Chez l'enfant à la mamelle, un quart à une demi-cuillerée à café en quatre ou cinq fois dans les vingt-quatre heures (J. Simon); à deux ans, une cuillerée à café; de trois à cinq, deux; de cinq à huit, trois; de huit à douze, quatre cuillerées à café.

Peptone mercurique ammonique pour injections hypo-dermiques (Delpech).

Peptone mercurique ammonique . .	0,40 centigr.
Glycérine neutre	30 grammes.

Cette solution représente 4 milligrammes de sublimé pour injection d'une seringue de 1 gr. 20. — 1 à 2 gouttes trois ou quatre fois par jour pour un enfant au-dessous de six mois.

Peptone mercurique ammonique (Delpech).

Bichlorure de mercure. . . .	10 grammes.	
Peptone sèche (de Catillon) . .	15	—
Chlorure d'ammonium . . .	15	—

1 gramme de cette peptone mercurique représente 25 centigrammes de sublimé.

Eau phagédénique (Codex).

Sublimé corrosif . . . . . . 0,40 centigr.
Eau de chaux . . . . 120 grammes.

Mêlez par agitation au moment du besoin. En lotions sur les ulcérations de nature syphilitique.

§ 2. — Oreillons.

Simple traitement hygiénique ; éviter les écarts de température ; maintenir au niveau des glandes enflammées une couche d'ouate imbibée d'huile camphrée ou de pommade belladonée. Même traitement pour le gonflement des seins, des testicules ou des ovaires.

Pommade borico-belladonée.

Extrait de belladone . . . . . 1 grammes.
Acide borique . . . . 4 —
Axonge . . . . 20 —

§ 3. — Erysipèle

Pour traitement de l'érysipèle apparaissant chez les nouveau-nés, je renvoie à l'article *Péritonite septique des nouveau-nés*.

Certains érysipèles ne réclament que quelques précautions hygiéniques ; demi-diète, séjour à la chambre ; dans tous les cas isoler les malades, car on voit des érysipèles bénins donner naissance chez d'autres personnes à des symptômes graves. S'il y a de l'embarras gastrique, un éméto-cathartique et des boissons légèrement acidulées soulageront le malade.

Contre les symptômes d'ataxo-adynamie : alcool, vins généreux, quinquina, café, opium, antispasmodiques divers.

Traitement local.

Déposer une couche de farine sèche sur toutes les parties malades ; de la poudre d'amidon avec acide borique ou salicylique au 1/5ᵉ peut être aussi employée.

On a proposé bien des topiques contre l'érysipèle ; tous sont d'une efficacité douteuse. On peut essayer de tous les agents substitutifs ou antiparasitaires (camphre, nitrate d'argent, perchlorure de fer, acide tannique, résorcine, acide phénique, essence de térébenthine, etc.).

§ 4. — Grippe. Influenza.

Traitement variable suivant la prédominance des symptômes. Éviter tout ce qui peut affaiblir le malade ; vésicatoire, vomitifs trop fréquents, émétique ou kermès. Le danger vient le plus souvent de ce que l'on fait trop (West, *Maladies des enfants*, p. 348). La dyspnée, la respiration accélérée ne sont pas des signes de bronchite grave comme on le croit trop souvent mais bien de collapsus pulmonaire par adynamie ; il faut se garder d'appliquer des vésicatoires qui aggraveraient encore les symptômes pénibles et insister sur la médication tonique et analeptique (sulfate de quinine, quinquina, éther, vins généreux); le repos à la chambre, quelques diaphorétiques, et la médication de la bronchite simple (voyez, page 249), compléteront le traitement; larges cataplasmes sinapisés sur la poitrine. On ne prescrira les révulsifs plus énergiques que s'il y a complication de bronchio-pneumonie.

§ 5. — Septicémie. Infection putride. Infection purulente.

Prophylaxie. — Isolement rigoureux des malades; séparer l'enfant de la mère atteinte de fièvre puerpérale; de même, si l'enfant nouveau-né présente des accidents de nature septique (érysipèle de la plaie ombilicale, phlegmon, péritonite purulente, ictère grave par suite de phlébite suppurée de la veine ombilicale, etc.), il sera nécessaire de l'éloigner de la mère.

Appliquer des pansements antiseptiques à toutes les plaies, même les plus insignifiantes en apparence; pratiquer ses opérations en prenant les précautions utiles pour empêcher des germes septiques de pénétrer dans la plaie; être très sobre d'applications de sangsues, surtout en temps d'épidémie.

Depuis que j'ai vu, chez un homme atteint d'un traumatisme très léger, des sangsues être l'origine de lymphangite avec adénite suppurée, j'ai renoncé complète ment à les prescrire, et je pense que tout médecin, partisan des idées de Lister, partagera ma manière de voir : de même qu'il suffit d'une ponction pratiquée avec un trocart malpropre, pour provoquer l'apparition d'une pleurésie ou d'une péritonite purulente; de même la piqûre faite par une sangsue ayant été en contact avec des manières septiques (ce qui est très fréquent) est suffisante pour amener des accidents de pyohémie ou de septicémie. Ne voit-on pas, d'une façon périodique, les sangsues être ravagées par de véritables épidémies, pendant lesquelles toute sangsue, même très légèrement piquée par une autre sangsue, meurt rapidement, ce qui démontre surabondamment la virulence extrême de leurs piqûres.

Si l'on n'est pas sûr de la provenance des sangsues, on aura toujours dans les ventouses scarifiées un moyen de pratiquer une saignée locale.

Thérapeutique. — La prophylaxie joue donc un rôle considérable dans l'histoire de ces affections qui, une fois développées, ont malheureusement une thérapeutique bien insuffisante. Deux indications à remplir :

1° Au niveau des plaies : lavages et pansements antiseptiques (voyez l'article *Péritonite*, pages 101 et 103).

2° A l'intérieur : toniques (alcool, quinquina, sels de quinine, café, strychnine . Les préparations à base d'aconit et les stimulants peuvent également être employés.

§ 6. — Rhumatisme articulaire aigu.

1° Tisane de feuilles sèches de frène (20 grammes pour 1000 d'eau en décoction), avec une pincée de feuilles de menthe pour aromatiser, 4 à 6 tasses à thé dans la journée.

2° On peut ajouter dans cette tisane du jus de citron (ou supercitrate de potasse, Goldin Bird) ou un sel de soude ou de potasse. Bicarbonate de soude ou de potasse, acétate de potasse, nitrate de potasse.

3° Le médicament par excellence du rhumatisme articulaire aigu est le salicylate de soude (Germain Sée). Les enfants le supportent très bien ; on pourra donner chez un enfant de 8 ans une dose de 1 gr. 50 à 2 grammes renouvelée trois fois par jour (Descille, Bergeron, Archambault). On pourra le prescrire suivant une des formules suivantes :

Salicylate de soude. . . . . . 5 grammes.

Divisez en 3 paquets.

Chaque paquet dans un tiers de verre d'eau sucrée additionnée d'une cuillerée à dessert de cognac. Il faut avoir soin de faire mettre le salicylate dans une certaine quantité d'eau, les solutions concentrées déterminant des douleurs vives de l'estomac.

Potion au salicylate de soude.

Salicylate de soude	4 grammes.
Elixir de Garus	40 —
Eau distillée de tilleul . . .	80 —

Donner cette potion en quatre fois dans les vingt-quatre heures, pure ou dans du lait.

L'acide salicylique, la salicine (0,50 centigrammes toutes les quatre heures chez un enfant de 5 ans), le sulfate de quinine, la digitale, la valériane ne sont plus beaucoup employés depuis la vulgarisation de l'emploi du salicylate de soude.

Alors même que les douleurs auraient complètement disparu au bout de quelques jours de traitement, on devra néanmoins continuer le salicylate pendant au moins une semaine, en diminuant progressivement les doses.

4° Immobiliser les membres malades et appliquer autour des jointures douloureuses soit de la teinture d'iode morphinée, soit une pommade ou liniment renfermant des narcotiques (jusquiame, belladone, ciguë, laudanum, chloroforme, baume opodeldoch, baume de Fioravanti, etc.).

Liniment.

Hydrolat de laurier-cerise . .	70 grammes.
Teinture de belladone . . .	3 —
Teinture de jusquiame . . .	8 —
Teinture thébaïque	2 —

—

MALADIES DYSTROPHIQUES ET DYSCRASIQUES

———

§ 1er. — Des anémies. — De la chlorose.

L'anémie de l'enfance ne réclame jamais l'emploi des ferrugineux ; que l'on ait affaire à une anémie par suite d'hémorrhagies graves, ou de maladies débilitantes telles que le rhumatisme, la scrofule, la tuberculose, la syphilis, il faut s'occuper avant tout de traiter la maladie qui a provoqué l'anémie et de rétablir les forces par les toniques et une bonne nourriture.

Seule la chlorose, apparaissant chez les jeunes filles épuisées par le développement subit des fonctions de reproduction et d'accroissement, paraît exiger l'emploi des ferrugineux ; encore y a-t-il, à cette indication, de nombreuses exceptions.

J'ai eu récemment à soigner une jeune fille arrivée au dernier degré de la chloro-anémie ; lorsque je l'examinai pour la première fois on pouvait constater tous les signes d'une cachexie chlorotique ; bruit de diable et frémissement cataire très intenses, décoloration complète des lèvres, des gencives, des conjonctives ; bouffisure de la face ; *phlegmatia alba dolens* du membre inférieur gauche, épistaxis répétées, accès irréguliers de fièvre, syncopes fréquentes, subdélirium ; quinze jours après, apparition de la *phlegmatia* au membre inférieur droit.

A aucun moment de la maladie il ne fut possible de faire tolérer les ferrugineux qui provoquaient des phénomènes gastralgiques, et, étant donné l'état général si mauvais, je crus plus prudent de ne pas insister. Cependant, grâce à l'emploi des amers et des toniques, l'appétit revint d'une façon inespérée.

La malade se rétablit rapidement, et deux mois à peine après le début des accidents de phlébite, c'est à peine si l'on trouvait quelque léger signe d'anémie ; les bruits de souffle avaient complètement disparu, la bouffisure de la face n'existait plus, les muqueuses étaient colorées ; il ne restait qu'un peu d'œdème des malléoles, mais cela n'avait rien d'inquiétant, car l'on sait qu'à la suite de thromboses oblitérantes, cet œdème persiste quelquefois pendant des mois ; c'est là un phénomène d'ordre purement mécanique qui n'a rien à voir avec l'état général du sujet.

La chlorose, même lorsqu'elle est grave, peut donc guérir, et très rapidement, sans l'emploi des ferrugineux, si la malade se trouve dans de bonnes conditions hygiéniques et *si les fonctions digestives s'accomplissent bien.*

La médication analeptique est donc supérieure à la

médication ferrugineuse dans la thérapeutique des anémies et l'on cherchera avant tout, chez les anémiques
de causes quelconques, à rétablir le bon fonctionnement de l'appareil digestif.

Quand on songe à la quantité minime de fer contenu
dans l'organisme (2 gr. à 2 gr. 50 chez un individu de
60 kilos), sachant d'autre part que chez les chlorotiques
la quantité de fer est diminuée au plus d'un quart, soit
0,50 centigrammes environ, on est véritablement
étonné quand on voit des médecins prescrire des ferrugineux à la dose d'un gramme, et plus, par jour.

Une chlorotique, chez laquelle on pourra rétablir
l'appétit et les fonctions digestives, trouvera suffisamment de fer naturel dans ses aliments, sans qu'il soit
nécessaire de lui en donner à doses massives sous
formes de médicaments; les eaux minérales acidules et
légèrement ferrugineuses telles que les eaux d'Orezza,
de Spa, de Forges, de Luxeuil, d'Auteuil, de Passy
peuvent rendre les plus grands services.

Lorsque l'anémie tient à des désordres gastro-intes-
tinaux, le malade se trouve quelquefois fort bien d'une
médication qui passe généralement pour être débilitante; c'est ainsi que les alcalins et l'eau de Vichy
améliorent beaucoup les anémiques par uricémie.

Les ferrugineux, sauf les réserves précédentes, sont
très utiles dans le traitement de la chlorose, et sont les
meilleurs adjuvants de la médication analeptique; mais

dans le traitement des autres anémies, ils sont le plus souvent inutiles.

C'est dire combien la médication ferrugineuse est rarement indiquée dans les maladies de l'enfance, la chlorose proprement dite n'existant que chez des jeunes filles, qui ont déjà dépassé la puberté. J'indiquerai cependant ici un certain nombre de préparations martiales, pour être fidèle à mon programme ; car je le répète, je considère ce livre moins comme un formulaire *spécial* pour les maladies de l'enfance, que comme un manuel où l'étudiant trouvera réunies des formules très simples, qui lui permettront de se familiariser avec le dosage des médicaments contenus dans le Codex.

Thérapeutique des anémies.

1º Traiter la maladie qui est cause de l'anémie (rachitisme, syphilis, fièvre intermittente, convalescence des maladies graves, etc.); veiller à ce que l'enfant ne contracte pas d'habitudes vicieuses;

2º Autant que les forces de l'enfant le permettent, exercice au grand air, gymnastique; séjour dans des pays montagneux ou sur les bords de la mer, si l'état nerveux du sujet ne s'y oppose pas; hydrothérapie, bains de mer, bains salés, bains sulfureux, bains aromatiques;

3º Préparations pharmaceutiques amères avant chaque repas (quinquina, gentiane, quassia amara, noix vomique), préparations arsénicales ou ferrugineuses;

4° Alimentation substantielle et de facile digestion ; veiller à ce que les digestions se fassent bien ; au besoin, médication appropriée ; s'opposer à la constipation.

DES FERRUGINEUX

On peut diviser les préparations pharmaceutiques ferrugineuses en quatre sections : les préparations à base de fer, d'oxyde de fer, de sels ferreux, de sels ferriques.

1° *La première section* comprend le fer métallique, le fer réduit par l'hydrogène (Quévenne) ou l'électricité (Collas), la limaille de fer préparée ou porphyrisée.

Eau de clous ou Eau ferrée.

Clous chauffés à blanc.	1 poignée.
Eau bouillante	1 litre.

Mêler avec le vin au moment des repas. On peut se servir aussi de clous rouillés ou de clous ordinaires mis dans de l'eau acidulée avec du jus de citron.

Fer réduit par l'hydrogène (Quévenne).

Se donne à la dose de 5 à 20 centigrammes avant chaque repas.

Poudre antigastralgique ferrée et opiacée.

Fer réduit	15 centigr.
Sous-nitrate de bismuth . . .	15 —
Opium brut	1 —

Chocolat au fer réduit.

Fer réduit	5 grammes.
Chocolat.	1 kilo.

Deux décigrammes de fer par tablette de 40 grammes. Dose suffisante pour les enfants.

Pilules ferrugineuses (Andral).

Digitale	6 décigrammes.
Thridace.	2 grammes.
Limaille de fer.	2 —
Miel	q. s.

Pour 36 pilules ; 2 à 3 par jour, à dose croissante, chez les jeunes filles chlorotiques.

2° *Deuxième section.* — *Éthiops martial ou oxyde noir,* combinaison de protoxyde et de sesquioxyde. Bonne préparation. Dose : 1 à 4 décigrammes.

Sesquioxyde de fer hydraté humide; hydrate de fer géla-tineux. — Cet hydrate récent est le meilleur contre-poison de l'arsenic.

Sesquioxyde de fer hydraté sec ; safran de mars apéritif ; sous-carbonate de fer.

Oxyde de fer rouge; rouge d'Angleterre : colcothar (Usage externe).

Oxyde de fer dialysé. Préparation :

Perchlorure de fer à 30°	100 grammes.
Ammoniaque à 22°	35 —

Ajoutez peu à peu l'ammoniaque au perchlorure ; le précipité, à la fin de l'opération, se redissout lentement.

Quand la liqueur est redevenue limpide, on l'introduit dans le dialyseur, et l'on change fréquemment l'eau distillée du récipient jusqu'à ce que la solution ferrugineuse ne précipite plus par le nitrate d'argent et n'ait plus de réaction acide.

Pour faire une solution au centième, on évapore 10 c. c. de la liqueur obtenue, afin de connaître sa richesse en oxyde de fer ; on détermine ainsi la quantité d'eau à ajouter.

Pilules emménagogues de Foy.

Oxyde noir de fer.	4 décigr.
Valériane	8 —
Safran	8 —
Sirop d'armoise	q. s.

Pour 8 pilules. Chez les jeunes filles mal réglées.

Électuaire ferrugineux laxatif (Debreyne).

Cannelle pulvérisée.	1
Éthiops martial	5
Quinquina jaune pulv	2
Racine de jalap pulv	1
Miel blanc	24

M. — Chlorose compliquée de constipation ; 5 à 15 grammes par jour avant les repas.

Bols ferrugineux (Velpeau).

Extrait de valériane	1 gramme.
Safran de mars apéritif . . .	1 décigr.
Racine de valériane pulv. . . .	q. s.

M. pour un bol. — Chlorose hystérique. 1 à 3 par jour chez des jeunes filles de 12 à 15 ans.

Pilules ferrugineuses (Gallard).

Sous-carbonate de fer. . . . . 10 grammes.
Extrait mou de quinquina . . . 10   —
Extrait thébaïque 1   —

M. et div. en 100 pilules, non argentées. Anémie avec gastralgie. Une ou deux à chaque repas.

Pilules toniques antispasmodiques.

Sous-carbonate de fer . . . . . 1 décigr.
Extrait de valériane. 1   —
Sulfate de quinine . . . . . . 5 centigr.

Pour une pilule. Une à quatre dans la journée.

Poudre de Marseille (Dorvault).

Cachou, fer, sucre . . . . ãã 10 grammes.

Mêlez. De 2 à 5 grammes chez l'adulte.

Pilules de Vallet (Codex).

Protosulfate de fer pur cristallisé. . . 1000
Carbonate de soude cristallisé 1200
Miel blanc et sucre de lait. . . . . ãã 300
Sucre blanc. . . . . q. s.

Faire des pilules de 25 centigrammes qu'on argente.

Pilules ferrugineuses de Bland (Codex).

Sulfate de fer purifié, desséché et pulv. . 30
Carbonate de potasse pur, desséché. . . 30
Gomme arabique en poudre 5
Eau. 30
Sirop simple 15

Divisez en 100 pilules que vous sécherez à l'étuve et argenterez. Conservez en flacons bouchés.

3° *Troisième et quatrième sections.* — Sels ferreux et ferriques. — Iodure de fer, citrate et tartrate de fer, pyrophosphate de fer citro-ammoniacal, pyrophosphate de fer et de soude, protochlorure de fer, sesqui-bromure de fer, etc.

Sirop d'iodure de fer (Codex).

Iode	4 gr. 25
Limaille de fer.	2 grammes.
Eau distillée	10 —
Sirop de gomme	785 —
Sirop de fleurs d'oranger . .	200 —

20 grammes de sirop doivent contenir 10 centigrammes d'iodure. (Codex.)

Par cuillerée à dessert, puis à bouche, immédiatement avant les repas, chez des enfants de 6 à 12 ans.

Pilules de proto-iodure de fer de Blancard.

Iode	41
Limaille de fer pure	20
Eau distillée	60
Miel blanc.	50

Diviser en 1000 pilules. Rouler d'abord dans du fer porphyrisé et vernir avec une solution éthérée de mastic et de baume de Tolu. (Codex.)

Pilules de bromure ferreux (Codex).

Solution au 1/3 de bromure ferreux .	15 gr.
Limaille de fer porphyrisée	0,10 cent.
Gomme arabique pulvérisée	q. s.
Réglisse en poudre	q. s.

Divisez en 100 pilules. Enrobez comme les pilules d'iodure de fer.

Pilules de chlorure ferreux (Codex).

Chlorure ferreux sec . . . 1 gramme.
Poudre de gomme . . . ⎱
   — de réglisse . . . ⎰ àà 0,50 cent.
Eau . . . . q. s.

Pour 10 pilules que vous enroberez comme les pilules d'iodure de fer.

Dragées de protochlorure de fer (Rabuteau).

Protochlorure de fer . . . . 25 milligr.
Sucre blanc. . . . . q. s.

Pour une dragée. — 2 à 4 par jour.

Vin ferrugineux. Vin chalybé (Codex)

Citrate de fer ammoniacal 5
Vin de Malaga 1000

Contient 10 centigrammes de sel par cuillerée à bouche.

Sirop de quinquina ferrugineux (Codex).

Sirop de quinquina Huanuco au vin . . 1000
Citrate de fer ammoniacal 10

Contient 20 centigrammes de sel ferrique par cuillerée à bouche.

Sirop d'écorces d'oranges amères ferrugineux.

Sirop d'éc. d'oranges amères . 500 grammes.
Citrate de fer ammoniacal . . 5 —
Teinture de rhubarbe. . . . 10 —

20 centigrammes de sel par cuillerée à bouche.

Pilules de citrate de fer.

Citrate de fer. . . . . 0,10 centigr.
Extrait de gentiane. . . , . q. s.

Pour une pilule.

Une à deux avant les deux principaux repas.

Sirop de citrate de fer et de manganèse (Dorvault).

Citrate de fer et de manganèse . , . . 8
Eau de fleurs d'oranger. 15
Sirop simple 180

Elixir au citro-lactate de fer (Soc. de pharmacie de Bordeaux).

Citrate ferrique citro-ammoniacal . . . 3
Lactate de fer 1
Elixir de Garus 200

Tartrate ferrico-potassique.

Dose : 0,25 à 2 grammes.

Boules de Nancy, de Mars (Codex).

Préparées avec de la limaille de fer, le tartre brut et les espèces vulnéraires.

Eau de boule.

Boule de Nancy . . . . N° 1.
Eau bouillante 1000

Laissez infuser quelques minutes.

A l'extérieur, en lotions, dans les contusions; à l'intérieur, plusieurs verres par jour.

Eau ferrugineuse gazeuse ou martiale (Trousseau).

> Tartrate de fer et de potasse .   0,15 centigr.
> Eau gazeuse simple . . . . 650 grammes.

On fait dissoudre le sel dans l'eau que l'on charge ensuite d'acide carbonique. Dose : *ad libitum* à chaque repas.

Cette eau peut être employée dans les conditions où l'on prescrit les eaux ferrugineuses de Spa, Bussang, Orezza, Saint-Alban, Forges, etc.

Teinture de Mars (Codex).

> Limaille de fer pure 100
> Crème de tartre 250
> Eau distillée 3000
> Alcool à 90° 50

10 à 20 gouttes au commencement du repas dans 50 grammes de vin de gentiane ou de Saint-Raphaël (Charcot). On pourra l'employer chez les enfants à la dose de 5 à 10 gouttes deux fois par jour.

Poudre pour eau ferrée (Jeannel).

> Tartrate ferrico-potassique pulv. 1
> Sucre blanc pulv. 50
> Acide tartrique pulv. 3
> Bicarbonate sod. pulv. 2

M. pour un paquet. Faites dissoudre dans un litre d'eau. Doses : boisson ordinaire, avec le vin, en mangeant.

Lactate de fer.

Dose : 10 à 40 centigrammes.

Dragées de Gélis et Conté.

Lactate de fer . . . . . , 100 grammes.
Mucilage et poudre de guimauve q. s.

F, s. a. 2000 pilules que vous recouvrirez d'une couche de sucre aromatique. Cinq centigrammes de lactate de fer par dragée.

Valérianate de fer.

Dose : 10 à 40 centigrammes, en pilules, chez les fillettes anémiques présentant quelques symptômes hystériques.

Pyrophosphates de fer, — de fer et de soude, — de fer et de manganèse citro-ammoniacal.

Dose : 10 à 40 centigrammes.

Sirop de pyrophosphate de fer (Codex).

Pyrophosphate de fer citro-ammoniacal en paillettes.   10
Eau distillée   20
Sirop de sucre   970

20 grammes contiennent 20 centigrammes de pyrophosphate de fer correspondant à 4 centigrammes de fer.

Vin de quinquina ferrugineux (Robiquet).

Pyrophosphate de fer citro-ammoniacal.   10
Extrait de quinquina gris   5
Vin blanc.   1000

Dans cette préparation, le fer n'est pas précipité par le tannin du quinquina.

Dragées ferrugineuses manno-bismuthées (Foucher,
d'Orléans).

Pyrophosphate de fer . . . . . 5 centigr.
Sous-azotate de bismuth . . . . 5 centigr.
Manne en larmes purifiée . . . 25 —

Pour une dragée. — Doses : 2 à 8 par jour.

Sirop de pyrophosphate de fer et de soude
(Soc. de Pharm.)

Pyrophosphate de soude. 25
Sulfate ferrique 5
Eau distillée 350
Sucre 620

20 grammes de sirop contiennent 10 centigrammes
de sel de fer.

Sirop de quinquina ferrugineux (Grimaut.)

D'une part :

Pyrophosphate de fer et de soude . . . 1
Eau distillée 30
Sucre blanc. 70

Faites dissoudre le sel ; faites un sirop par solution
au bain-marie ; d'autre part :

Extrait hydro-alcoolique de quinquina rouge . 5
Alcool à 50° 10

F. dissoudre ; filtrez ; mêlez au sirop de pyrophosphate de fer. Ce sirop représente 20 centigrammes de
pyrophosphate de fer et 10 centigrammes d'extrait de
quinquina pour 20 grammes.

Sirop de pyrophosphate de fer et de manganèse citro-ammoniacal.

Pyrophosphate de fer et manganèse citro-amm,   3 gr,
Sirop d'écorces d'oranges amères . . . . . . 300 gr.

Une cuillerée à soupe renferme 20 centigrammes de sel ; dose : une cuillerée, deux fois par jour.

Perchlorure de fer.

Le perchlorure de fer sec est inusité à cause de sa déliquescence. On se sert habituellement de la solution officinale ou solution normale de perchlorure de fer du Codex. Celle-ci pèse 30° B^4 et contient 26 parties de perchlorure de fer sec pour 74 d'eau ; 3 gr. 84 de perchlorure de fer liquide représentent donc un gramme de perchlorure de fer anhydre.

« Non seulement le perchlorure de fer est un agent hémostatique et cathérétique qui peut modifier comme topique la muqueuse digestive, mais il est une des meilleures préparations ferrugineuses que vous puissiez prescrire dans la chlorose, l'anémie traumatique, les hémorrhagies et les maladies septiques. On administre le perchlorure de fer liquide par gouttes dans de l'eau pure ou sucrée (3 gouttes de 4 à 5 ans, 5 à 6 gouttes au-dessus de cinq ans) ; on peut humer le liquide avec un chalumeau pour éviter la coloration noire des dents. » (J. Simon.)

Teinture de Bestucheff modifiée.

Liqueur d'Hoffmann. . . . . . 7 grammes.
Perchlorure de fer liquide. . . 4   —

Cette solution, comme la teinture de Bestucheff primitive, contient 1/8e de perchlorure de fer anhydre. On la donnera à dose triple de celle du perchlorure de fer liquide.

Liqueur d'Hoffmann ou éther sulfurique alcoolisé.

Éther sulfurique à 56° . . 100 grammes.
Alcool à 85°. 100   —

S'emploie comme antispasmodique.

§ 2. — Lymphatisme et scrofule.

Cette maladie, qui avait été décrite d'une façon magistrale par Bazin, tend de plus en plus à disparaître du cadre nosologique ; la tuberculose et la syphilis sont les deux affections qui se cacheraient le plus souvent derrière les manifestations que l'on rattachait autrefois au lymphatisme et à la scrofule (Thaon, Quinquaud, Bouilly, Grancher, Lannelongue, Fournier, etc.)

THÉRAPEUTIQUE

Quelle que soit l'interprétation que l'on donne aux rapports si fréquents de la tuberculose, de la syphilis et de la scrofule, on peut admettre, en se plaçant au point de vue purement thérapeutique, que les lymphatiques sont des anémiques chez lesquels l'emploi des iodures et des chlorures a le plus souvent une influence favorable.

Eviter d'habiter des localités humides ; le séjour sur les bords de la mer donne cependant les meilleurs résultats (Cazin) ; les bains de mer, dans les cas de scrofule torpide, rendent les plus grands services.

Exercice en plein air, gymnastique, excursions dans les pays montagneux, bonne nourriture.

Eaux minérales arsénicales, sulfureuses, chlorurées ou bromo-iodurées.

Extrait de feuilles de noyer, huile de foie de morue (page 264), arsénicaux (page 266), sirop d'iodure de fer (page 355), phosphate de chaux (pages 270 et 366) ; si ces diverses préparations, au lieu d'exciter l'appétit, paraissent au contraire entraver les digestions, il n'y a pas à hésiter ; il faut les supprimer et s'en tenir seulement à une bonne hygiène et à la médication analeptique.

FORMULAIRE

Vin tonique (Chevallier.)

(Vin de noyer tanno-phosphaté.)

Cette préparation s'emploie à la dose d'une à trois cuillerées à dessert par jour, au commencement des repas.

Sirop antiscorbutique. Sirop de raifort composé (Codex.)

Feuilles fraîches de cochléaria	1000
— de cresson	1000

                Racine fraîche de raifort 1000
                Feuilles sèches de ményanthe 100
                Écorces d'oranges amères 200
                Cannelle de Ceylan 50
                Vin blanc 1000
                Sucre blanc. 5000

Ce sirop contient des traces de matières sulfurées.
Ad libitum.

Sirop de raifort iodé.

                Iode sublimé . . . . 1 gramme.
                Alcool à 90° 15   —
                Sirop de raifort comp. . . . 985   —

Une à deux grandes cuillerées le matin. Ne donner
ces sirops qu'à des enfants de plus de trois ou quatre
ans.

Sirop iodo-tannique (Guilliermond).

                Iode . . . . 2 grammes.
                Extrait de ratanhia. 8   —
                Eau ⎱
                Sucre ⎰ ãã q. s. pour obtenir 1000 de sirop.

Ce sirop doit contenir 6 centigrammes d'iode par
30 grammes. Une cuillerée à café, à entremets ou à
soupe, avant le déjeuner, suivant l'âge de l'enfant.

Teinture d'iode (Codex).

                Iode . . . . 10 grammes.
                Alcool à 90° 120   —

Pour l'usage externe et à l'intérieur, à la dose de
deux à six gouttes, une fois par jour, dans une infusion de pensées sauvages (10 p. 1000), de feuilles de

noyer (10 p. 1000) ou de glands doux torréfiés (50 p. 1000).

Sirop de quinquina ioduré.

Sirop de quinquina au Grenache. 300 grammes.
Iodure de potassium . . . , 3 —

On peut donner ce sirop au moment des repas, par demi-cuillerée à soupe (10 centigrammes d'iodure); enfant au-dessous de deux ans, 10 centigrammes en 24 heures; au-dessus de deux ans, 20, 30, 40 centigrammes suivant l'âge ou la nature des accidents.

Pommade contre les engorgements ganglionnaires.

Iodure de potassium . . . . . 4 grammes,
Extrait de ciguë. . . . . . . 3 —
Extrait de belladone . . . . 3 —
Axonge benzoïnée . . . . . . 30 —

§ 3. — Athrepsie.

On donne le nom d'athrepsie à une dystrophie des enfants nouveau-nés, caractérisée par la non-assimilation des substances alimentaires. Il en résulte une émaciation considérable accompagnée d'un ensemble de symptômes et de lésions anatomiques dont Parrot nous a donné un tableau remarquable.

Dans la très grande majorité des cas, l'athrepsie a pour point de départ un mauvais régime alimentaire; le lait donné en quantité insuffisante et le lait de mauvaise qualité, des repas mal réglés, et surtout l'alimentation prématurée sont les principales causes de l'athrepsie.

Aussi cette maladie est-elle presque toujours précédée de troubles dyspeptiques et intestinaux provoqués par une alimentation qui n'est nullement en rapport avec la structure anatomique et les fonctions des organes digestifs de l'enfant.

Le lait est un aliment complet, c'est-à-dire qu'il renferme tous les matériaux nécessaires à l'accroissement rapide de l'enfant; j'ai déjà démontré que c'est un aliment auto-digestif, c'est-à-dire qu'il renferme en lui-même presque tous les éléments indispensables pour sa propre digestion.

Si l'on abandonne à une température de 32° à 37° une solution de sucre de lait dans du petit-lait, additionné de craie et de fromage, au bout de quelques jours on trouve de l'acide lactique.

Le sucre est donc transformé en acide lactique; mais la fermentation lactique s'arrêterait si la liqueur devenait acide; pour mener à bien l'opération il faut maintenir un excès de carbonate de chaux ou de bicarbonate de soude.

La levûre de bière facilite aussi la transformation du sucre de lait en acide lactique.

En résumé :

1° Température de 32° à 37°;

2° Présence de la caséine;

3° Existence d'un ferment spécial, le ferment lactique.

4° Alcalinité constante de la liqueur ; — telles sont les conditions nécessaires pour que du sucre de lait soit transformé en acide lactique.

Si l'on introduit du lait dans l'estomac, on voit que toutes ces conditions sont remplies :

1° La température du corps est justement au degré nécessaire pour que la fermentation lactique puisse s'opérer ;

2° Nous verrons plus loin que, dans l'intervalle des digestions on retrouve toujours dans l'estomac de l'enfant une petite quantité d'acide lactique à l'état libre. Sous l'influence de cet acide, le lait introduit dans l'estomac commence à se précipiter. La seconde condition nécessaire pour que la fermentation lactique puisse s'opérer est donc remplie : le sucre de lait se trouve en présence de la caséine ;

3° Quel est le microbe-ferment qui dans le tube digestif de l'enfant joue le rôle de microbe-ferment lactique ? C'est ce qui reste à démontrer. Mais dès aujourd'hui l'on peut affirmer qu'à côté des microbes pathogènes, il y a des microbes qui jouent un rôle physiologique. Si ce microbe n'existait pas, l'acide lactique que l'on trouve constamment dans l'estomac de l'enfant, n'aurait pas pu se produire ; on peut affirmer de plus que ce ferment ne peut se développer que lorsque la liqueur est légèrement alcaline ; si le lait est acide par suite de la fermentation butyrique, par exemple, la fermentation lactique ne pourra pas se faire, et le lait sera mal digéré.

4° Alcalinité du lait. — M. le professeur Ch. Richet a démontré qu'il suffit d'une très petite quantité d'acide pour coaguler une grande quantité de lait, et inversement qu'il suffit d'une très petite quantité de lait pour neutraliser une grande quantité d'acide. Le lait est donc le meilleur anti-acide que l'on puisse employer dans les dyspepsies par excès d'acidité.

Sous aucun prétexte, il ne faut introduire du lait aigre dans l'estomac de l'enfant, car ce lait ne pourrait pas subir la fermentation lactique nécessaire à sa digestion.

Voyons donc comment se fait cette digestion chez l'enfant nouveau-né.

Le lait, naturellement légèrement alcalin, est donné à une température de 32° à 37° ; l'acide lactique précipite aussitôt la caséine en petits flocons et se trouve neutralisé par l'alcalinité du lait ; en présence du microbe-ferment lactique, une partie du sucre de lait est transformé en acide lactique qui agit à son tour sur la caséine d'abord en la précipitant, puis en la transformant en pepto-caséine, ou caséone assimilable. Cette série de transformations se fait très rapidement, et le lait ne tarde pas à pénétrer dans l'intestin grêle, où le suc pancréatique achève la digestion de la pepto-caséine et l'émulsion des matières grasses.

Lorsque toute la caséine est passée dans l'intestin grêle, la fermentation lactique s'arrête d'elle-même, car nous avons vu que la présence de la caséine était indispensable pour son développement; l'acide lactique n'ayant plus de caséine à précipiter ou à transformer, reste à l'état libre, et servira à précipiter le lait qui arrivera dans l'estomac au repas suivant; cette acidité de l'estomac contribue encore à arrêter la fermentation, car nous avons déjà vu que le microbe-ferment lactique ne peut se développer que dans un milieu alcalin.

L'acide lactique ne doit donc pas être considéré comme un acide nuisible; il n'en est pas de même des acides gras (butyrique ou autres) qui peuvent se former dans l'acte digestif; le premier facilite la digestion du lait, les seconds au contraire l'entravent et même lorsqu'ils sont trop abondants, l'arrêtent complètement.

Malgré la présence de l'acide lactique, le lait reste alcalin dans le premier temps de la digestion; ce n'est que vers la fin qu'il devient acide, mais à ce moment-là précisément, l'acide lactique ne se produit plus, car il ne peut se former que lorsque la liqueur est alcaline.

Nous voyons donc qu'un des meilleurs moyens de favoriser la fermentation lactique est d'ajouter du bicarbonate de soude, de l'eau de chaux ou de la craie préparée ou autres substances alcalines; nous voyons de plus que la digestion du lait est indépendante pour ainsi dire de l'estomac ; celui-ci n'éprouve aucune fatigue lorsque le lait remplit les conditions que j'ai énumérées ci-dessus ; un seul élément est nécessaire dans ce premier temps de l'acte digestif : le microbe-ferment lactique ; encore celui-ci se développe-t-il dans le lait lui-même. Le lait, aliment complet, est donc en même temps celui qui exige le moins de travail de l'estomac, car il trouve en lui-même presque tous les éléments nécessaires à sa digestion.

En résumé, l'on peut poser les conclusions suivantes :

1° Les alcalins favorisent la digestion du lait non pas, comme on l'a dit jusqu'ici, en empêchant la coagulation du lait, coagulation qui doit toujours se produire dans le premier temps de l'acte digestif, mais en favorisant la fermentation lactique, et par suite la formation d'acide lactique ;

2° L'acide lactique doit être considéré comme l'acide digestif normal de l'enfant ; l'emploi de l'acide chlorhydrique doit être réservé pour les personnes qui ne sont pas soumises au régime lacté ;

3° Les acides gras sont nuisibles à la digestion du lait ; les vomituritions acides que l'ont voit souvent chez les enfants sont dus à ces acides gras, et très-exceptionnellement à l'acide lactique ;

4° L'acide lactique en excès arrête le développement du microbe-ferment lactique, (microbe physiologique) ;

nous avons vu qu'à la fin de la digestion il y avait toujours de l'acide lactique à l'état libre dans l'estomac.
M. Lesage a montré que cet acide s'opposait également
à la prolifération du microbe pathogène de la diarrhée
verte. L'acide lactique est donc tout à la fois un acide
digestif et un acide anti-bacillaire;

5° La digestion du lait ne réclame qu'une seule chose
de l'estomac de l'enfant, une chaleur suffisante. On voit
donc que dans bien des cas il suffira de donner du lait
à une température de 32° à 37°, et de tenir l'enfant
chaudement, pour voir cesser la dyspepsie;

6° La formation de l'acide lactique est indépendante
des parois stomacales; il se forme dans le lait lui-
même. Une seule chose reste à déterminer : la description du ferment lactique, sans lequel la digestion du
lait ne pourrait pas se faire.

Cette digression était nécessaire pour bien faire comprendre que le lait se digère presque entièrement de
lui-même; il suffit qu'il soit légèrement alcalin et à une
chaleur suffisante. La digestion se fait sans l'intervention active de l'estomac; le suc pancréatique seul
paraît jouer un rôle très actif dans le dernier temps de
la digestion du lait.

L'enfant nouveau-né ne possédant ni glandes sali-
vaires, ni glandes gastriques, un seul aliment lui
convient donc : cet aliment, c'est le lait. Une alimentation autre mène directement à l'athrepsie.

TRAITEMENT

Donner une bonne nourrice à l'enfant.

Pour le traitement du muguet et des ulcérations palatines, voyez les articles *Muguet, Aphthes.*

L'érythème fessier, les ulcérations malléolaires seront traités par la vaseline boriquée, la poudre de lycopode, de talc; contre la constipation opiniâtre, on emploiera un des nombreux moyens indiqués à l'article *Dyspepsie des enfants nouveau-nés.*

Quand (ce qui est très fréquent) la constipation est suivie de diarrhée, on usera des médicaments astringents et antiphlogistiques. Mais, bien entendu, contre tous ces troubles dyspeptiques et intestinaux, il n'y a qu'un vrai remède : une bonne hygiène alimentaire.

§ 4. — Rachitisme.

Dystrophie du tissu osseux dont la pathogénie est encore obscure; la syphilis, comme toutes les maladies débilitantes, peut être une cause prédisposante, mais dans bien des cas il est évident que la syphilis ne joue aucun rôle; le rachitisme est la conséquence d'un vice de nutrition dont la cause nous échappe complètement. Il paraît rationnel, dans une certaine mesure, de donner du phosphate de chaux; mais il en est, je crois, de cette substance dans le rachitisme, comme du fer dans l'anémie; les os manquent de phosphate, non pas le plus souvent parce que les enfants n'absorbent pas de phosphate, mais bien parce que celui-ci n'est pas assimilé; que l'on en mette plus ou moins dans l'organisme, il traverse celui-ci sans grand profit pour le malade. *Donner une nourriture appropriée à l'âge et au pouvoir digestif de l'enfant; faciliter l'assimilation en tonifiant l'organisme.* (On doit placer en première ligne l'hydrothérapie et l'atmosphère maritimes, bains salés, bains de mer chauds si l'enfant est trop jeune pour supporter l'eau froide.)

Sirop de lacto-phosphate de chaux.

Phosphate bibasique. . . .	12 gr. 50
Acide lactique concentré . .	q. s.
(environ 14 grammes).	
Eau distillée	335 grammes.
Sucre blanc.	630 —
Alcoolature de citron . . .	10 —

20 grammes de sirop représentent 0,25 de phosphate de chaux bibasique.

Les sirops de chlorydro-phosphate et de phosphate acide renferment également 0,25 de phosphate bibasique par 20 grammes de sirop; il faut, pour les quantités précédentes, environ 8 grammes d'acide chlorhydrique pur et 18 grammes d'acide phosphorique médicinal à D = 1,45.

Dose : une à quatre cuillerées à café par jour.

Huile de foie de morue phosphorée (Kassovitz).

Huile de foie de morue . . . . . . Un litre.
Phosphore . . . . 10 centigr.

Une cuillerée à café par jour chez les enfants au-dessous de douze mois; deux, chez les enfants de douze à quinze mois; quatre cuillerées à café au-dessus de deux ans.

TABLE DES MATIÈRES

PREMIÈRE PARTIE

Formulaire officinal et magistral pour les maladies des enfants.

PREMIÈRE CLASSE

Maladies des voies digestives et des organes abdominaux.

DEUXIÈME CLASSE

Maladies de l'appareil respiratoire.

TROISIÈME CLASSE

Maladies de l'appareil circulatoire.

SEPTIÈME CLASSE

Maladies dystrophiques et dyscrasiques.

TABLE ALPHABÉTIQUE DES FORMULES

SOCIÉTÉ DES MÉDECINS-INSPECTEURS

POUR LA BONNE EXÉCUTION DE LA LOI ROUSSEL. — L'INSTRUCTION DES NOURRICES MERCENAIRES ET L'ÉTUDE DE TOUTES LES QUESTIONS QUI SE RATTACHENT A LA SURVEILLANCE ET A LA PROTECTION DU PREMIER AGE.

EXTRAIT DES STATUTS

ART. 2. — La Société a pour but :

a) D'établir entre tous les médecins chargés d'un même service, et ayant par cela même, des devoirs, des droits et des intérêts identiques, des liens de confraternité solides et durables.

b) D'étudier les questions médicales et administratives qui se rattachent au service de surveillance et de protection des Enfants du premier âge.

ART. 3. — Peuvent faire partie de la Société tous les médecins-inspecteurs en fonctions.

ART. 4. — Il suffit pour entrer dans la Société d'adresser au directeur une lettre ou une formule d'adhésion aux statuts datée et signée, accompagnée d'un mandat de 5 francs, montant de la cotisation pour une année.

ART. 12. — Tout Sociétaire ayant payé sa cotisation est de droit abonné à la

REVUE MENSUELLE DU SERVICE D'INSPECTION DU PREMIER AGE

Rédigée sous la direction du docteur E. TOUSSAINT, par un groupe de médecins-inspecteurs connus, la *Revue* est une *tribune* ouverte à tous les membres de la Société : elle relate fidèlement les études, travaux, griefs et desiderata de ses correspondants.

Adresser les lettres, documents, formules d'adhésions, abonnements et mandats au docteur E. TOUSSAINT, 7, rue d'Enghien, à Argenteuil (Seine-et-Oise).

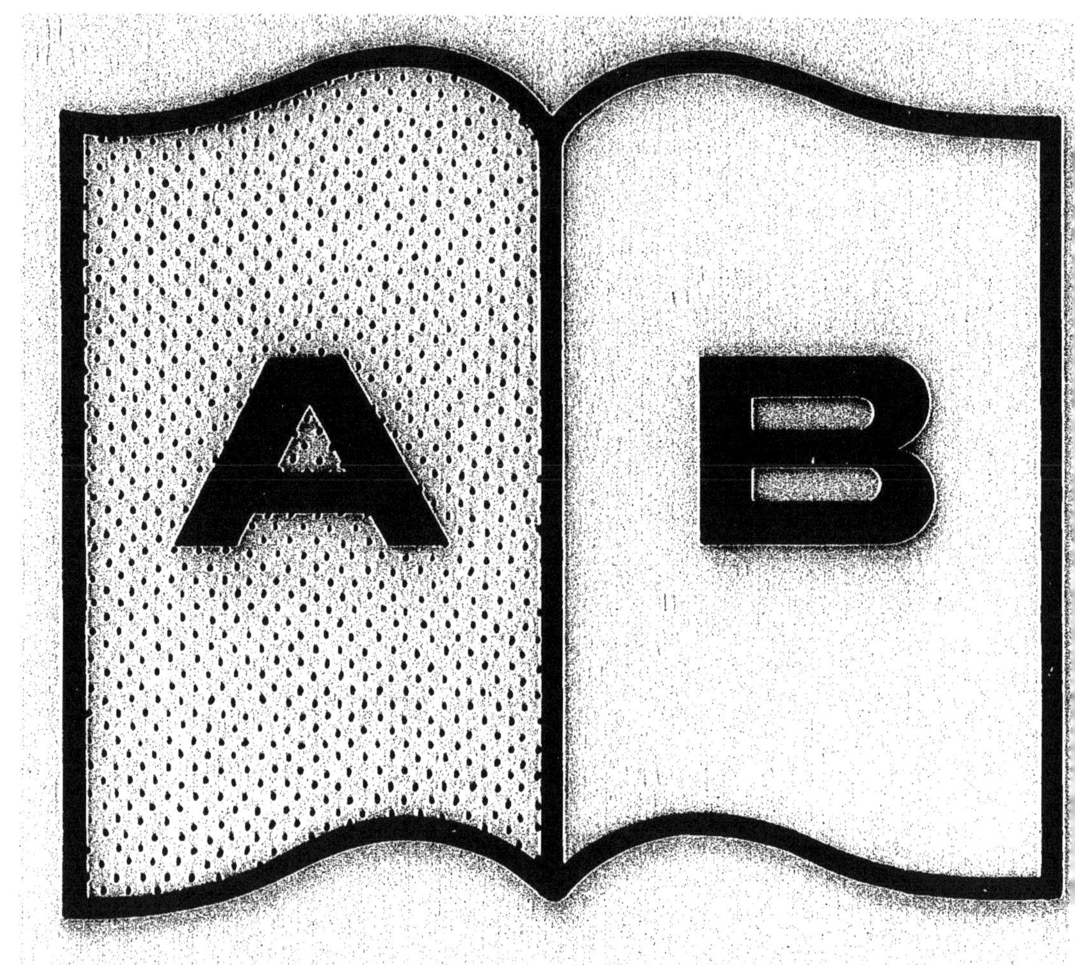

Contraste insuffisant

NF Z 43-120-14

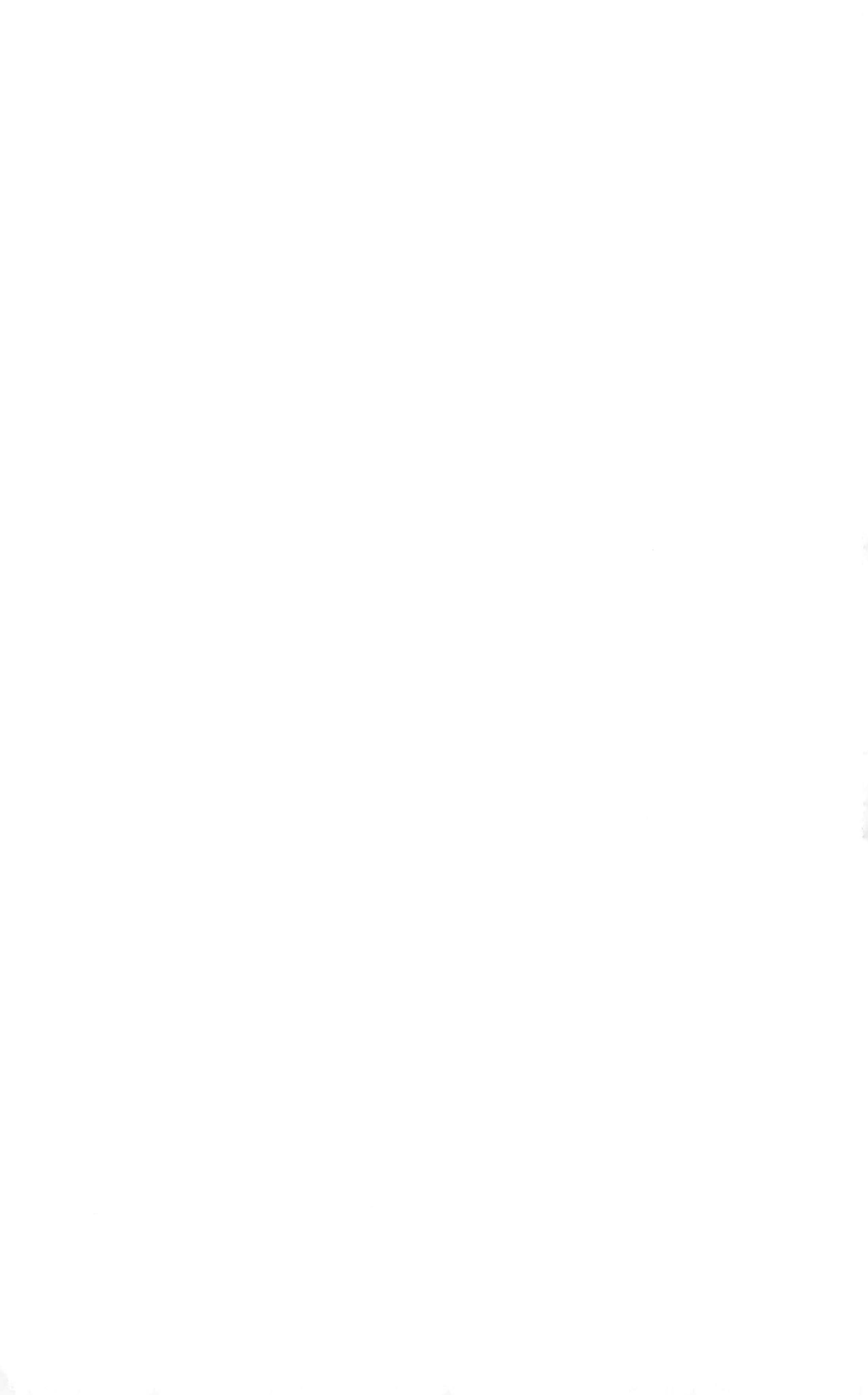